U0347602

运动饮食

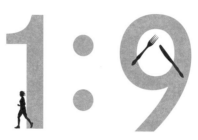

1:9

全新修订版

[日] 森拓郎 著

吴佳妮 译

SPM 南方出版传媒

广东科技出版社 | 全国优秀出版社

·广州·

图书在版编目（CIP）数据

运动饮食 1：9：全新修订版 /（日）森拓郎著；吴
佳妮译 . — 广州：广东科技出版社，2020.8（2023.9 重印）
　ISBN 978-7-5359-7526-3

Ⅰ . ①运… Ⅱ . ①森… ②吴… Ⅲ . ①减肥 — 食物疗
法 Ⅳ . ① R247.1

中国版本图书馆 CIP 数据核字 (2020) 第 127232 号

運動指導者が断言！ダイエットは運動 1 割、食事 9 割
UNDO SHIDOSHA GA DANGEN！DIET WA UNDO ICHI-WARI,
SHOKUJI KYU-WARI
Copyright © 2014 by Takuro Mori
Original Japanese edition published by Discover 21, Inc., Tokyo, Japan
Simplified Chinese edition published by arrangement with Discover 21, Inc.
Illustrations © Uki Murayama
广东省版权局著作权合同登记 图字：19-2020-107号

出 版 人：朱文清
责任编辑：高　玲　方　敏
监　　制：黄　利　万　夏
特约编辑：谭希彤
营销支持：曹莉丽
装帧设计：**紫图装帧**
责任校对：于强强
责任印制：彭海波
出版发行：广东科技出版社
　　　　　（广州市环市东路水荫路 11 号　邮政编码：510075）
销售热线：020-37592148 / 37607413
http：//www.gdstp.com.cn
E-mail：gdkjcbszhb@nfcb.com.cn
经　　销：广东新华发行集团股份有限公司
印　　刷：艺堂印刷（天津）有限公司
规　　格：880mm×1230mm　1/32　印张6　字数150千
版　　次：2020 年 8 月第 1 版
　　　　　2023 年 9 月第 3 次印刷
定　　价：49.90 元

如发现因印装质量问题影响阅读，请与广东科技出版社印制室联系调换
（电话：020-37607272）。

只要运动就能瘦，
这个想法大错特错

　　"最近变胖了，一定要去健身中心运动一下才行。"

　　我们常常能听到类似的话。

　　那些放纵自己享受口腹之欲，又懒于运动的人，最后都免不了腰腹部长出一层层的"游泳圈"，身材日见松弛走样。为了追求理想的身材，我们会尝试做各种各样的运动来减肥：跑步、游泳、瘦身操、力量训练……

　　因为大家都认为，只要运动，就一定会瘦下来。

　　当然，我并不是否定为了减肥而努力运动。只要运动，人体脂肪就会被燃烧，这一点毋庸置疑；如果运动不足，多余的能量就会在人体内逐渐转化成脂肪囤积起来，这一点也千真万确。

因此，很多人都把"只要运动，就一定会瘦下来"这个观点奉若真理。

然而，减肥真的这么简单吗？

现实生活中，确实有很多人通过坚持不懈地运动而减肥成功。其中，也确实有不少人经过优秀健身教练的指导，塑造出了理想的身材。

但是，身为资深的健身教练，我深切地体会到：绝大多数人，都不可能单靠运动就达到成功减肥的目的。

这也是常有人抱怨"我运动得那么辛苦，怎么还是瘦不下来""我还以为像我这样平时从来不运动的人，只要跑跑步就能瘦下来呢"……的原因。

我相信，有这样烦恼的人绝不在少数。

很多人为了减肥而开始运动，却达不到预期的效果；也有不少人通过拼命锻炼瘦下来了，但一旦停止运动体重就会再次反弹。

我们减肥的目的是获得理想的身材，而成功瘦下来后，还要持之以恒地运动，才能保持好身材。

坦率地说，想要只靠运动来保持理想的身材，是最不明智、最低效的选择。

一说到运动，你一定能想到现在全国各地不断涌现的健身中心。尤其在大城市，几乎所有的地铁站附近都会有健身中心，而交通枢纽地段更是大型健身中心的云集之处。

很多人都会在下班后或是放假时去健身中心运动一下，出点儿汗，弥补日常运动的不足。在我看来，这确实是一种非常值得坚持的好习惯。

我在一家健身中心工作了 5 年，其间作为健身教练指导了很多会员。但是在那里，我见得最多的是，长期健身却始终瘦不下来的会员，以及在健身中心工作却也瘦不下来的工作人员。

健身中心里都是专门来运动或是以指导他人运动为职业的人，那么，究竟是什么原因，让这些经常运动的人都没能成功减肥呢？

当然，那些熟知人体机能的人，还是能够成功塑造出理想身材的，但是实际上，很少有人具备这种知识。

除了去健身中心之外，还有多种运动方式，例如跟着DVD 学健美操，利用健身器材运动塑形等。

这些花样繁多的减肥塑形产品都宣称:"每天只需 5 分钟,轻松运动易坚持!""场所不限,随处都能做运动!"

但是无论采用哪种方式减肥,也不管最终是成功还是失败,很多人都没能一直坚持运动减肥。换句话说,很少有人能做到始终保持最佳身材。

我认为,这样并不算是成功的减肥。

7 年前,我从大学毕业后就一直供职的公司辞职,来到东京投身于健身行业。从那时候开始,我就把成为专业的健身教练当作职业目标。

私人健身教练的日常工作是专门为特定人群,比如想要减肥、缓解腰部疼痛或是想提高运动水平的人,提供专业的、一对一的指导。我们为有需要的人群制订最适合他们的运动计划,帮助他们有效地提高运动水平或改善身体状况。

一次偶然的机会,我在健身中心网站了解到健身教练这个职业,之后就对这一行业产生了浓厚的兴趣——因为我从中学开始就热衷田径运动。在萌发了要做健身教练这个念头后,我就果断辞职来到东京,在离住处最近的一家健身中心开始打工。

我发现,就像之前预想的那样,几乎所有人来健身中心的目的都相同——"减肥",他们最大的需求就是"无论如何都要瘦下来"！

在我如愿以偿成为一名私人健身教练后，指导了很多健身会员。我发现大多数人来健身的目的，正是减肥。虽然也有会员在健身中心成功减掉了 10 ～ 20 千克，但是坦率地说，多数人都没能减肥成功。

随着指导的会员越来越多，我发现那些没能成功减肥的人身上都有一个共同点——他们都是饮食习惯有问题的人："我想变瘦，但还是想继续吃喜欢吃的。""我不想改变现有的饮食习惯。""虽然明白要控制饮食，但还是一不留神就吃多了。"

正是因为不愿意改变饮食习惯，才想要来健身中心通过运动减肥，所以他们会有这些想法也是正常的。

但是我一直认为，想要成功减肥，第一步就是要转变观念。

反观那些成功减肥不反弹，一直保持理想身材的人，都是能够充分认识到自己有哪些不足，再根据自己的具体情况找准正确减肥之道的人。

"再也不想胖下去了！"

"希望拥有不暴饮暴食的自制力！"

减肥，不是靠忍耐，而是在认识并接纳了自己之后，找到减肥的平衡点。

　　虽然身为健身教练，我却不认为减肥是以运动为主的。

　　当然，运动也是必不可少的。如果会员有需要，我也会指导他们运动。

　　但毋庸置疑，减肥的核心问题，还是要改善不良的饮食习惯，而意志力对于我们改善不良饮食习惯也很重要。

　　与改善饮食习惯相比，运动对减肥的作用并不大。只要能改变饮食习惯，再加上坚定的意志力，即便没有健身教练的帮助，也能取得相当不错的减肥成果。

　　事实上，我也正是这样指导前来减肥的会员的。一旦接受了这样的减肥理念，无论是之前总也瘦不下来的，还是减肥后很容易反弹的人，最终都能够成功减肥。

　　我也并不是轻易地就认准了这个理念。从业之初，每当我发现自己的会员达不到减肥效果时，都会反省：是不是我指导的方法不对？为此，我也曾尝试各种据说很有效的训练方法来指导他们运动。

　　但是当我认真研究了减肥的原理，冷静思考了减肥方案，又向同行和知名前辈们取经后，终于明白了问题的症结所在，那就是单靠运动是无法成功减肥的！

　　虽然这个道理现在看来似乎是理所当然的，但是我确实用了很长时间才认识到这一点。毕竟作为一名健身教练，我已经习惯了"运动可以减肥"的思维模式，前来健身的人也都有这种想法，再加上受各种减肥产品夸张广告宣传的影响，人们不自觉地认为：只要运动得当，谁都能瘦得下来。

　　不光是普通人，就连专业的健身教练也会被这种想法误导。

　　虽然人体机能反应并不是完全套用书本理论来运作的，但只要理论不出错，多数时候的训练都能够有效进行。

　　在进行了各种各样的研究之后，我终于甄别出"真正正确的理论"。按照这个理论来指导会员的话，就能让更多的人如愿以偿地减肥成功。

　　如果迷信"超简单！只要照着做就可以""每天只需 × 分钟"之类的广告，或是被"只要一个月，减掉 10 千克"这样的夸大宣传洗脑，一味追求速成的减肥方法，减肥难免会以失败告终。

　　毕竟，广告总是会用夸张的字眼来吸引眼球，只要是有常识的人都不会轻信那些言过其实的宣传。更何况那些奇迹般的减肥方法，虽然能让人迅速减重，但实际上对健康危害极大。

　　真正对所有人都有效的减肥方法，不是服用促进脂肪燃烧的营养补充剂，也不是剧烈的运动，更不是严苛的饮食限制，而是要弄清楚为什么自己会变成现在这种体质，追根溯源，寻求切实有效的减肥方法。

　　总而言之，对待食物的态度决定了我们减肥的效果。

　　现实情况是，很多人无视自己混乱的饮食习惯，一味追求运动减肥：不想改变饮食习惯，只想靠运动瘦下来。

　　会有这种想法的人，饮食习惯本身就已经很成问题。

　　我所提出的并不是那种难于登天的减肥方案，而是希望大家弄清楚，自己为什么瘦不下来，应该做什么，不应该做什么。

　　本书旨在消除大家一直以来对减肥与运动关系的误区，借助通俗易懂的解说，帮助大家更好地理解减肥的原理，最终成功实现减肥目标。

森拓郎

CHAPTER 1 迈开腿不如管住嘴

CHAPTER 2 没吃对让你越来越胖

CHAPTER 3　越吃越瘦的高 N/C 值减肥法

CHAPTER **4** **运动饮食 1:9，轻松减肥不反弹**

迈开腿
不如管住嘴

专业健身教练告诉你

- 胖是因为吃得太多

- 单靠运动是瘦不下来的

- 不改变不良的饮食习惯，
  即使瘦下来，也会疯狂反弹

- 不能轻松坚持下来的运动，
  反而是让你越来越胖的压力
  之源

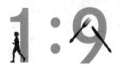

单纯的运动减肥往往会失败

⊙ 吃错了，做再多的运动也瘦不下来

你身边有没有这样的人？一直拼命运动，却始终没有瘦下来。

有不少人每天都在家附近散步、跑步，去健身中心游泳、做有氧运动……然而始终没有瘦下来，身材也没有变得更好。还有一些人，通过一两个月的高强度训练，比如跑步或是跟着 DVD 跳健美操，终于成功瘦下来了，结果没过多久就又遭遇体重反弹的悲剧——这种情况相当常见。

众所周知，我们在减肥时，一定要保持消耗的热量大于

摄入的热量。

那些运动了也瘦不下来的人，其实就是因为他们所做的运动没有消耗掉他们摄入的热量。

也许你会想：我明明都那么拼命运动了，为什么还是没变瘦？！

就是这个明显的陷阱，让我们的减肥计划每每失败。

瘦不下来的原因只有一个——吃得太多了。

但是，就算大家都明白这个道理，为什么还是控制不住自己呢？

导致减肥失败的原因有很多，首要原因就是，我们往往无视自己吃得太多这一事实。

很少有人能够清楚地知道，自己每天所吃的食物究竟含有多少热量，又含有多少营养素。

多数时候，我们毫不关心自己每天吃的食物里到底含有什么，只是随着性子爱吃什么就吃什么，想吃多少就吃多少。

再加上媒体经常宣传一些对健康有益的食品，我们吃了这些食品，就会莫名觉得自己好像变得更健康了，根本不会去想自己吃下了多少多余的热量。

就这样，毫不在意自己都吃了些什么，自以为（或者说想让自己相信）只要靠运动把吃下去的热量消耗掉，就没问题了。

遗憾的是，能量代谢可不是这么简单的换算。

实际上，摄入 500 千卡（1 千卡 ≈ 4.18 千焦）的热量，是不一定能够通过做耗能 500 千卡的运动将这些热量全部消耗完的。

本书中所列举的热量（卡路里），也不是完全精准的，但是考虑到很多人对"卡路里"以外的热量概念都所知甚少，因此以卡路里为参考也是有一定意义的。

只不过要注意的是，过于迷信卡路里，反而会让我们陷入另一个误区。

正如我反复强调的：如果你变胖了，多半是饮食习惯有问题。

因此，若想靠运动来解决变胖的难题，不仅不能对症下药，往往还会南辕北辙。

再强调一下：变胖的首要原因在于饮食习惯有问题，想仅凭运动来消耗掉摄入的热量，基本是不可能的。

⊙ 运动得越多，想吃的越多

虽然运动消耗不了多少热量，但是给人带来的成就感远远超出了它的实际功效——"只要运动，就一定会瘦下来"。这是一个天大的陷阱。

一般来说，一个体重 50 千克的人以 8 千米 / 小时的速度跑 30 分钟，能消耗掉 200 千卡的热量。运动后大汗淋漓的感觉会让我们成就感爆棚，想用食物、饮料来好好犒赏自己一番，甚至很容易产生一种错觉——都那么辛苦地运动了，稍微多吃一点儿也没什么大不了的。

请千万三思。

跑步 30 分钟只能消耗大约 200 千卡的热量，而每 1 千克脂肪里，所包含的热量高达 7 200 千卡，就算我们每天坚持不懈地跑 30 分钟，一个月也只能消耗 6 000 千卡热量。坚持运动一个月，能够消耗掉的体脂肪还不到 1 千克。

也就是说，即便每天坚持跑步 30 分钟，也不过只能达到这样的减肥效果罢了。

但是，在运动后的成就感支配下，我们稍稍多吃那么一口，一个甜甜的面包，或是半袋零食，就会把这 200 千卡热量全补回来。

就这样，这么点儿零食就把我们一天运动消耗的热量"一键还原"了。回想一下，你是不是也做过这样的事——"今天运动了好久，稍微吃一点点甜食也没关系。""为了减肥，好久都没吃巧克力了，就奖励自己一小块儿吧。"

拼命运动却瘦不下来的原因，就在这每一次的小小放纵里。

减肥失败还有一个原因，那就是"一旦某一运动对减肥没有效果，就会想要换一种运动"。

听说游泳要比跑步消耗的热量多，就想要通过游泳减肥，但游泳所消耗的热量，也不过只比跑步多一点点而已，而且在游泳时，根据人的个体差异，比如泳姿、泳技等的不同，所消耗的热量也不尽相同。以自由泳（爬泳）为例，每 30 分钟能够消耗掉 250 千卡热量。换句话说，如果每天都游泳的话，1 个月大概能够减掉 1 千克的体脂肪。

但是，游泳需要特定的场地和时间，而且会游泳的人都知道，游泳后会产生强烈的饥饿感，游泳所带来的成就感也远远超过跑步。

这就意味着，你想方设法提高的那一点点运动强度，最后都会转换成更强烈的食欲。

看到这里，我想你已经能够明白，在人体机能的运作下，如果我们想要通过运动减肥，势必会产生摄入更多热量的欲望。

"正在运动减肥"的安心感和运动过后的成就感，会增强我们的食欲——这种食欲自减肥以来就一直被苦苦压抑，一旦暴发，会让我们吃得比不控制饮食的时候还要多。

总之，因为平时吃得太多而想减肥，就必须控制食欲，但同时又因为运动而激起了更强烈的食欲，这种有违人类天性的做法，只会把自己逼入绝境。

健身教练大多能够控制自己的食欲，因此他们常常不能理解为什么会有人管不住自己的嘴。

"不要吃甜食！"

"少喝酒！"

"尽量让自己动起来！"

这些话，说起来简单。

事实上，很多人都明白控制饮食对减肥有很大的好处，但要做到真的很难，也正因为如此，他们才会成为减肥困难户。健身教练应该理解他们的难处，尽可能为他们制订因人而异且行之有效的饮食运动计划。

以我的经验来看，想减肥的人，大多都想在短时间内看到效果。为了实现这个目标，他们往往会极端地增加运动量、提高运动强度。

用这种方法减肥，很容易暴发强烈的食欲，而且为了追求短期见效，他们往往还会在饮食控制上走极端，比如每天只吃魔芋、琼脂之类的低卡路里食物。

这样的生活，能持续一两个月吗？肯定不可能。就算能坚持一两个月，减掉了两三千克，最后体重还是难免反弹。

⊙ 运动也减不掉的脂肪

毫无疑问，运动会消耗热量；热量消耗达到一定的程度，就会消耗体脂肪。但是，脂肪作为一种储备型能量，往往不能被快速调用。

因此，短时间内通过高强度的运动减肥消耗的热量几乎全部都是肝脏或者肌肉中储备的即效型能源——糖原，也就是糖分。

糖分一旦被消耗，身体就会设法快速恢复到它原有的水平。换句话说，越运动，我们的身体就越渴望获取糖分。身体所需糖分的来源主要是米饭、面包、面条等各类富含碳水化合物的食物，含糖量高的点心也有同样的效果。

格斗运动员、健美运动员等这些需要在赛前严格控制体重的体育运动员，不但能以超凡的意志力抵抗人体对糖分的渴望，还能够一边为备赛进行高强度的体能训练，一边进行极其严格的饮食控制。

但我们普通人很少能为了减肥努力到这种地步，唯一能够有此惊人毅力的，大概只有为了穿上美丽婚纱而减肥的女性了吧。

无论在哪种情况下，高强度的运动加上严格的饮食控制，虽然可以达到立竿见影的减肥效果，但是如果减肥的效果不能保持下去，就没有太大意义了。

　　就算为了参加某些重要活动，短时间内打造出完美的身材，但没过多久体重就会疯狂反弹，这种极端的减肥方法会给身体和精神带来双重伤害，所以我并不推荐。

　　正因为如此，我希望你能明白，以运动为主的减肥方法，只有凭借强大的意志力，在追求短期见效的情况下才能发挥作用，并不是一种可以长期采用的方法。

　　靠运动把吃下去的热量全部消耗掉，虽然不是全然错误的想法，但实际上是给自己选择了一条曲折的减肥之路。

　　真正的减肥并没有那么痛苦，最重要的不是限制饮食，而是逐渐改善饮食习惯。

减肥，有氧运动并没有
你想的那么有效

⊙ 有氧运动并不能高效地燃烧脂肪

说到燃脂运动的冠军，当然要数有氧运动。有氧运动，顾名思义，是一种利用氧气来消耗体内脂肪的运动。

有氧运动的特点是持续时间越长，强度越低，氧气的利用率，即有氧性越高。相反，短时间持续的高强度运动就是无氧运动。

是否属于有氧运动，并非以走路、跑步、游泳、骑自行车等运动类型来区分，而要根据运动强度和时间来判断。有氧性高的运动就是有氧运动，无氧性高的运动就是无氧运动。

举一个简单的例子，走路与跑步相比运动强度更低，能够比跑步坚持更长的时间，所以是有氧性更高的运动方式。

但要是和冲刺跑比较，跑步则又成了有氧性较高的运动——跑步的速度越快，其无氧性也就越高；运动强度提高的同时，能持续的时间也就越短。

用全力跑 5 千米的速度，能跑完 42 千米的马拉松赛程吗？很显然是做不到的，因此 5 千米全力冲刺与跑马拉松相比，后者的有氧性更高。

按照这一最基本的原则来看，一个运动不足的人，在跑得上气不接下气的状态下，其氧气摄入量肯定是不足的，此时他就是在进行无氧运动。这种状态，显然是坚持不了太长时间的，因此想要运动的时间更长，还是选择不会中断呼吸节奏的运动为好。

也就是说，如果想要尽可能提高有氧运动的效率，就必须选择能够保持正常呼吸节奏的运动。

想必看到这里你就明白了，和跑步相比，走路更加适合减肥。但这里还有一个问题。

通常人们会认为有氧运动的效率越高，燃烧的脂肪就越多，但其实这只是提高了单位时间内脂肪燃烧的效率。延长运动的时间，势必降低运动的强度，运动量随之减少。这样一来，燃脂效率虽高，但是运动量减少了，能够消耗的总热量还是减少了。

事实上，就连最容易燃烧脂肪的有氧运动，所消耗的热量也大约有一半来自糖分。

前文提到过，跑步 30 分钟可以消耗约 200 千卡的热量，但实际上这 200 千卡的热量并非全部来自脂肪，其中约有一半来自糖分，剩下的才是脂肪燃烧转化的能量——虽然有氧运动的减脂效率高，但也不过如此。

走路的燃脂效率虽然比跑步高，但是其运动量比跑步小。走路 30 分钟可以消耗约 100 千卡的热量，只是同等时间跑步所消耗热量的一半，所以走路需要花费多一倍的时间才能消耗比跑步更多的脂肪。

现在你明白了吗？

如果想通过消耗热量较低的有氧运动来减脂，按照 1 千克脂肪 ≈ 7 200 千卡热量的换算法则，任务相当艰巨。

当然了，如果能够坚持不懈地运动，体脂确实会慢慢地、一点点地减少。但是为了追求快速减肥，长时间进行高强度运动，反而会激发强烈的食欲，最终导致体重反弹。

综合来看，我们会发现减肥的另一个真相：与我们一直以来的认识不同，有氧运动并不能高效地减脂，对减肥人士而言，选择有氧运动效率很低。

我们已经知道，为了提高燃脂效率，选择运动强度低的方式更好，但这样一来，为了达到相应的减脂效果，就势必要延长运动时间。

比如，想要通过走路的方式来减脂，每消耗200千卡的热量，就要花费1小时的宝贵时间。而且除了走路时花费的1小时，还要加上运动前后的准备、整理时间，很少有人能在平时抽出这么多时间来减肥。

早起慢跑健身，下班时走路回家……可能一开始还不觉得有什么负担，但如果不能把散步当作一种享受，保持愉快的心情和强烈的动力的话，很少有人能够坚持下去。

为了减肥，每天都强迫自己做这么枯燥乏味的事情，就算能够坚持下去，也实在是太痛苦了。

不管你有多想减肥，如果减肥的过程如此无趣，肯定是很难坚持下去的。

⊙ 坚持做有氧运动，却依然瘦不下来

近几年很流行跑步，在广场、公园、街道的各种步行道上，随处可见人们跑步的身影，甚至还有人跑步上下班。我认为养成这种良好的运动习惯是非常好的。

但奇怪的是，很多人一直坚持跑步，却始终瘦不下来。你不妨看看自己和身边的跑步爱好者，是不是符合这种情况。坚持跑步让大家变瘦了吗？

其实，跑步这类有氧运动存在一个弊端，那就是会让人上瘾。你可能听过"跑者的愉悦感"这个词，意思就是长时间运动后，大脑会释放一种叫做内啡肽的类吗啡生物化学合成物激素，能让跑者情绪高涨，充满愉悦感。

不光是慢跑，几乎所有的有氧运动都会促使大脑分泌内啡肽，一经体验，就会让人上瘾。

于是，可能跑步者原本只是想要养成运动的习惯，谁知就像上瘾了一样，不运动就浑身不舒服。紧接着，饮食管理

会逐渐失控，对食物的渴望一发不可收拾（图 1）……

　　实际上，这就是很多人最终都会成为"难瘦俱乐部"成员的原因。他们花在运动上的时间越来越多，也越来越享受运动的乐趣，但让人烦恼的是，怎么都瘦不下来。

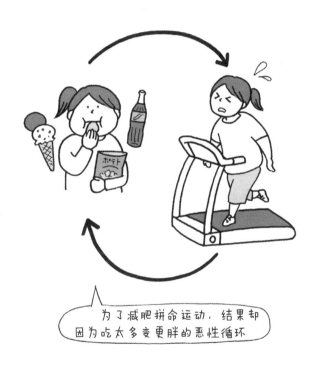

图 1　运动减肥的恶性循环

　　究其原因，都怪我们以为有氧运动做得越多就会变得越瘦。但实际上，我们通过有氧运动消耗的体脂量，要比我们所吃食物转化的体脂量低得多。

　　也有些人宣扬不应该跑步，他们认为跑步会导致人体产生太多自由基，由于自由基有加速细胞老化的作用，所以跑步对人体健康没好处。

　　我不赞成这种极端的说法，我们没有必要彻底否定跑步的作用，只要适度，跑步其实是一种非常不错的业余爱好。

　　当然，我也不推荐大家用跑步来抵消摄入的热量，变胖是因为饮食不当，而运动是解决不了饮食问题的。

　　有氧运动简单易上手，但想要消耗脂肪不一定非要选择有氧运动。尽管不建议大家这么做，但是讲得极端一点，就算不做有氧运动，我们也是能够瘦下来的。

基础代谢对减肥的效果
并没有那么神奇

⊙ 只靠提高基础代谢很难瘦下来

我们时常能听到"基础代谢"这个减肥关键词。

所谓基础代谢，就是一天中什么都不做，躺着也能消耗掉的热量。换句话说，基础代谢就是维持我们生命所必需的无意识活动，比如维持内脏运转、血液流动等所需的能量。

大众普遍认为，我们只要通过力量训练增加肌肉，就能提高基础代谢，从而变成能快速消耗脂肪的"易瘦体质"。

这种说法也没错，但我们不能过度迷信基础代谢的作用。

中性脂肪（即甘油三酯，一旦摄取过量，就会在皮下、肝脏及血管壁上存积，是肥胖的祸首）分解后形成脂肪酸，最终在"人体能量工厂"——线粒体细胞中进行代谢，因此通过增加肌肉来加强线粒体活性，自然能够让体脂分解变得更容易。

但是很多人都会夸大提高基础代谢的作用，把它当作减肥的绝招。除了增加肌肉之外，还有人宣扬拉伸运动，甚至按摩、身体矫正术，都能起到提高基础代谢的作用，从而实现减肥的目的。

那么提高基础代谢究竟能不能达到减肥的效果呢？

可能有一些人能获得效果。在用其他方法减肥的同时提高基础代谢，确实可以达到事半功倍的效果，但如果只想靠提高基础代谢就瘦下来，是很难成功的。

以往的理论表明，在基础代谢量中，肌肉消耗的热量只占了40%，剩下60%的热量是由内脏消耗的。我们无法支配内脏的运作，只能在另一半热量消耗上想办法——通过增加肌肉，有效地提高基础代谢，再加上通过日常运动来增加运动代谢，两方面结合，增加总体热量消耗。这就是增肌减肥基本理论的依据。

⊙ 代谢提高了，体重也没减下去

遗憾的是，最新研究数据表明，基础代谢中肌肉代谢的热量只占 18%，内脏代谢比例高达 80%。可以说，肝脏、大脑、心脏等器官的热量代谢，在基础代谢中占绝大部分。

要知道，增加肌肉是非常艰巨的任务。据说即使是最优秀的健身者，想要增加 1 ~ 2 千克的肌肉，都要花费将近 1 年的时间。而历尽艰辛才增加的这 1 千克肌肉，也只不过能让我们的基础代谢量上涨 15 ~ 45 千卡而已，可以说微不足道。

一般来说，女性的基础代谢量约为 1 200 千卡，男性约为 1 500 千卡，再加上一天内运动消耗的热量，可以估算出女性每日消耗的热量约为 1 900 千卡，而男性约为 2 400 千卡。在这个数值基础上，再来看增肌训练后增加的那几十千卡代谢热量对减肥而言并没有太大意义。

当然了，我并不是要从根本上否定运动对减肥的价值，只是想要破除大家对"提高基础代谢"这个减肥"魔法"的盲目信任。

我承认运动确实能够促进生长激素和肾上腺素的分泌，从而有效帮助脂肪燃烧，同时，运动也能提高日常活动的代谢量。

但是，想通过运动提高基础代谢，变成所谓的易瘦体质，就太过异想天开了。

如果提高基础代谢的效果真的如此神奇，那努力提高内脏代谢（占人体总代谢量的 80%）的机能要有效率得多。

因此，不管从哪方面来说，通过控制饮食来减少热量摄入，在时间、体力和经济上都是最佳选择。

虽然到目前为止，我都是借助"消耗卡路里＝脂肪燃烧"的概念来帮助大家理解减肥的原理，但是在本书的后半部分，我将把这种理论推倒重来，为大家揭秘脂肪燃烧的真相。

我希望你能够早日走出"增肌能提高基础代谢，会使减肥更有效果"的误区。虽然这种观点并非全然谬误，但是大可不必把它奉为减肥的真理。

为减肥而运动很难长久坚持

⊙ 为什么运动减肥很难坚持下去

要说近几年风靡健身界的王牌减肥运动，那就是增加肌肉的力量训练了。力量训练既可以提高基础代谢，又能促进身体分泌燃烧体脂的激素，快速实现减肥目标。

前文我讲过这种减肥方式的依据，在我们燃脂状态良好的情况下，再辅以一定量的有氧运动，就可以让减肥事半功倍。

要想减肥，就要加大运动量，这种想法从理论上来说没错，如果我们真的能按照理论来执行的话，那么运动可以称得上是完美的减肥方式了。

但是，我已经见过太多运动减肥失败的例子了。

有的人别说没有见到减肥的成果，就连坚持下去都做不到。

也有的人，虽然没有马上见到效果，但是只要坚持下去，还是有望减肥成功的，可惜他们也中途放弃了。

那些没能坚持减肥的人，是因为意志力薄弱吗？也许有这方面的原因，但我认为不能轻易把原因归咎于意志力，而应该认真思考，为什么运动减肥如此难以持续。

根据长期观察，我认为我的这些会员之所以半途而废，正是因为他们始终意识到自己"正在减肥"。也就是说，因为他们很清楚自己坚持运动是为了减肥，而没有把运动当作自己日常生活的一部分，既然减肥并非生活的常态，自然难以持久。

正如我在本书开头所说的那样，发胖基本上都是因为饮食习惯有问题。减肥的人通常要打破原有的生活节奏，挤出大量时间来做自己并不喜欢的运动。

这样一来，会有什么后果呢？

在健身中心报名后，多数人都要利用下班后或者休息日的时间去做运动。每次去健身中心，他们前后大约要待上 3 个小时，完成增肌训练、有氧运动、换衣服和洗澡等一系列流程。3 个小时，这是相当长的一段时间了。

⊙ 运动初期干劲越足，
越熬不过新开卡的头三个月

大多数人在健身中心办卡后的第一个月，干劲最足，每周都要来好几次；到了第二个月，来锻炼的次数就大幅度减少了；差不多到第三个月，就会陆续有人退卡注销会员了。

我常常想：是不是因为最开始的运动用力过猛，才导致这些人最终放弃减肥。如果他们能够享受运动的乐趣，在运动时不觉得有压力，就能够长期坚持下去，但是几乎所有人不能坚持运动的理由，正是因为完全享受不到运动的乐趣。

虽然身为健身教练，我却是业界少有的不怎么喜欢运动的人。如果是像我一样讨厌运动的人，肯定会觉得拼命推举沉重的健身器材、在景色单调的跑步机上像传送带上的仓鼠一样不停奔跑——这样的运动既没有创造性，也毫无乐趣可言。这才是多数人对运动的感觉吧？

　　一般从事健身行业的人，多半都是喜欢运动的，我认为他们在向会员传达运动的乐趣时，往往不那么顺利——对于讨厌运动的人而言，没有什么事情是比运动更痛苦的了。

　　也许我多虑了，但是在我看来，如果只一味地向会员机械灌输"运动不是受罪""运动是如此快乐"……可能这个行业是不会有长远发展的。

　　请冷静思考一下，大家运动的目的究竟是什么？

　　是的，为了减肥！想要把多余的脂肪减下去，这才是我们拼命运动的目的。

　　为了减掉脂肪，我们必须考虑的是，怎样做减脂效果才最好。

　　如果运动时始终都想着"我正在减肥"，只会不断增加心理压力。日常生活中，能有充裕的时间去运动减肥的人不多，而即便有时间运动，能够乐在其中、坚持不懈的人就更是凤毛麟角。

　　换句话说，如果运动要费时费力地坚持下去，那么它们最终都会成为阻碍我们坚持减肥的心理压力。

　　在运动减肥的人群中，很多人原本就没有打算养成一生运动的习惯，所以他们没办法坚持下去。

　　更何况，那些平时不运动都食欲旺盛的人，一旦开始运动，反而会对碳水化合物和甜食格外渴望，这种求而不得的煎熬，只会变本加厉地成为阻碍减肥的心理压力。

　　如果能够克服这种极度严酷的煎熬，完成减肥修行，也许就能获得理想身材了吧。问题是能做到这一点的人，根本就不会变胖。

　　要想减肥成功，既要具备正确的减肥知识，又必须做好坚持减肥的心理准备。

　　以运动为主的减肥方案，会给绝大多数人带来巨大的心理压力，所以坚持减肥的秘诀就在于保持运动适度。如果你是那种会受压力影响的人，就更不要运动过量，适可而止，才能长久坚持运动。

　　成功减肥的另一个秘诀是不要坚持完美主义。不要计较一时的失败，保持一颗平常心，才能坚持运动，最终减肥成功。

　　罗马不是一天建成的。只有踏踏实实打好基础，日积月累，才能最终实现减肥目标。

好身材是靠
严格控制饮食吃出来的

⊙ 控制饮食是最有效的减肥方法

到目前为止，本书内容都是在否定运动减肥。

肯定会有人反对："不对，我就是靠运动才瘦下来的！"
也许还会有人列举出若干让他们成功减肥的运动——"××
减肥操""只要 ×× 就能瘦"等。

当然了，如果你真能这样瘦下来，那么继续保持就可以
了。但实际情况恰恰相反，很多人烦恼的是，原以为只要稍
微运动就能变瘦，可是自己努力运动后却还是那么胖。

从科学的减肥理论来看，控制饮食是最有效的减肥方法。如果能在控制饮食的基础上配以适当运动，就能得到更好的减肥效果。

翻开任何一本减肥书，书中除了介绍某种特定的运动减肥方法外，一定还会有不少内容是关于减肥饮食的。

这是必然的，因为无论你选用哪种被推崇的运动方法，如果吃得太多，也是瘦不下来的。

由于运动会使身体水分含量发生变化，任何人都有可能通过运动减 2 千克左右。很多刚开始运动减肥的人，运动后一测体重，看到瘦了 2 千克，就欣喜不已。

但这并不意味着我们已经成功地燃烧了 2 千克脂肪。当然了，由于运动会刺激肌肉，我们身体的线条看起来会更加紧实苗条，产生一种"瘦下来了"的视觉效果。

如果不需要控制饮食，只靠运动就能降低体脂率，那么相扑选手和职业摔跤选手又该如何保持体重呢？

我们都知道，相扑选手和职业摔跤选手的身体肌肉含量都是极高的。男性的基础代谢率本来就相当高，而且他们每天还要进行大量训练，运动量远超出一般人。

但是在相扑选手和职业摔跤选手中，除了少数人能拥有结实的体形外，大多数人都大腹便便，体格庞大。

这种常见的相扑（摔跤）选手体形，是由于相扑（摔跤）运动在防守和竞技上的特性决定的。只有食量远远超出运动量，才会形成这种特殊的体形，当然这正是选手们刻意追求的。

⊙ 运动员减肥也靠科学饮食

竞赛时期需要减轻体重的运动员，为了有效减脂也必须严格控制饮食，否则就无法成功减重，所以如果某个体育项目能让人瘦得超级快，那并不是因为这个项目有减肥奇效，而是因为该项目的选手一直都格外注意控制饮食。在这一点上，没有男女性别上的差异，因为女选手也必须这样做。

就连基础代谢量远远超出普通人的运动员都不能例外，如果不严格控制饮食，再大的运动量也无法减掉脂肪。

更确切地说，正因为一直坚持运动，所以不改变饮食习惯的话，是无法成功瘦下来的。

电视和杂志上经常出现这样的夸张广告，每当介绍"只要 ×× 就能瘦下来"时，必定会在画面中以小字体标注"减肥效果因人而异"。如果有人用这些方法成功减肥，我相信一定是因为他同时也很注意控制饮食。

想要在完全不控制饮食的情况下，减掉 5 ～ 10 千克的脂肪是不切实际的。希望大家都能明白，想要不控制饮食就减肥成功有多么艰难。

CHAPTER 2

没吃对
让你越来越胖

专业健身教练告诉你

- 想吃就吃，不仅会胖，还可能患上糖尿病

- 加工食品让人变胖又变老

- 警惕"无添加""低盐"等广告词

- 肥胖的根源是小麦，而不是其他碳水化合物

- 无法坚持 3 个月的减肥方法会快速反弹

1 : 9

低碳水化合物减肥法科学吗

⊙ 碳水化合物摄取过量就会胖

大多数肥胖都是因日常饮食中摄入的碳水化合物过量了。

你应该听说过人体三大营养素——蛋白质、脂肪、碳水化合物吧。

碳水化合物的主要存在形式就是糖。为保证叙述的统一，本书中所提到的糖，都指葡萄糖。

葡萄糖可以说是人体最重要的能量来源。如果没有葡萄糖，人体就无法产生使大脑和肌肉正常工作的能量。

碳水化合物，主要来源于米饭、面包和面条等食物。除此以外，甜食也属于高碳水化合物食物。如果把果糖也计算在内，那么水果也应包括进来。

如果我们过量摄入这些供能食物，就很容易在体内囤积脂肪，所以，想减肥的人，首先要注意的就是控制米饭、面食、零食、酒类、果汁和水果的摄入量。

可能有人会说："这种事还用你说，我当然知道！"于是，很多人把减少碳水化合物的摄入当作减肥的第一要务，他们认为减肥就要从不吃米饭开始，并纷纷付诸实践。

当然，这是一种见效很快的速成减肥法。既然说糖是对减肥极其不利的食物，那么减少碳水化合物的摄入并不是件坏事。

然而，事情真的这么简单吗？

下面，请重新认识一下糖分吧。

⊙ 过量摄入高 GI 值食物反而会引发低血糖

在我们体内，血液一刻不停地循环流动，作为能量主要来源的糖分，就是以血糖的形式，在血管中由血液运输到身体各个部位。

血液中血糖的含量，被称为"血糖值"，血糖值会随着碳水化合物摄入量的上升而上升。

上升的血糖值会在胰岛素的作用下降回正常水平，但如果血糖值不断升高，胰岛素的分泌量也会随之增多。

血糖生成指数（glycemic index，GI）是血糖值升高时糖分吸收速度的数值（图2）。

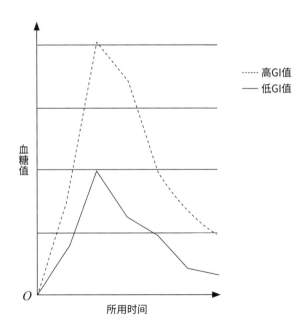

图 2　食用后血糖值上升迅速的是高 GI 值食物，
血糖值上升缓慢的是低 GI 值食物

比如，葡萄糖的 GI 值是 100，面包就是 91，白米就是 88。由此可知各种食物血糖生成速度的相对数值（表1）。

表1 主要食品的 GI 值

谷物、面包、面条	GI值	蔬菜、薯芋、豆类	GI值	砂糖、点心、饮料	GI值
				糖果	108
				优质白砂糖	99
法式面包	93			红糖	98
主食面包	91			巧克力	91
白米饭	88	土豆	90	蜂蜜	90
乌冬面	80			海绵蛋糕	89
				煎饼	89
糯米	80	胡萝卜	80	豆沙	80
红豆糯米饭	77			红豆沙馅	78
百吉饼	75	玉米	75		
玉米片	75	山芋	75		
意大利面	65	南瓜	65	蜂蜜蛋糕（长崎特产）	69
		芋头	64	冰激凌	65
荞麦面	59	栗子	60	薯片	60
黑麦面包	58	银杏	57		
糙米	55				
五谷米	55			巧克力蛋糕	48
发芽糙米	54			可可	47
全麦面包	50	豌豆	51	果冻	46
全麦意大利面	50	红薯	48	可乐	43

（续表）

谷物、面包、面条	GI值	蔬菜、薯芋、豆类	GI值	砂糖、点心、饮料	GI值
挂面	50	豆腐	42	运动饮料	42
黑米	50			橘子汁	42
红米	49			日本酒	35
薏苡仁（生）	49			啤酒	34
麦麸条	45	纳豆	33	红酒	32
粉丝	32	扁豆	30	烧酒	30
		毛豆	29	黑巧克力	22
		豆浆	23		
		菠菜	15		

　　为什么要特别关注糖分被吸收的速度呢？这与胰岛素的作用密切相关。胰岛素是由胰脏分泌的、伴随血糖的上升而变化的激素。通常胰脏会根据人体需要而分泌出胰岛素，使血糖值恢复到正常水平，并将人体内超出正常水平的糖分储存起来。

　　但是，当人体摄入了糖分被吸收的速度快的高 GI 值食物（GI 值在 70 及以上）时，由于血糖值迅速攀升，大脑会判断血糖上升过多，从而刺激胰脏迅速分泌出大量胰岛素。在这种紧急情况下，胰岛素会分泌过多，使血糖值下降至正常水平及以下。

　　于是，原本进食是为了提高血糖值，但是由于摄入的是高 GI 值食物，导致血糖暴跌，反而让人产生了额外的食欲，从而陷入了低血糖的怪圈。

如果患上糖分依赖症，血糖值的升降幅度就会变大。当血糖值过低时，就会出现低血糖症状——注意力不集中，陷入焦虑状态，严重时甚至会产生抑郁情绪。

虽然本书主要是从导致肥胖原因的角度来分析血糖值的作用，但是如果不将血糖值控制在正常水平，身体不能正常分泌胰岛素来控制血糖，长期处于高血糖状态，最终就会引发糖尿病。

高血糖会加重血管负担，引起动脉硬化，还有可能诱发脑卒中、急性心肌梗死等一系列并发症。

⊙ 不注意饮食，谁都有可能患上糖尿病

可能有很多人意识不到高血糖的危害，觉得自己只不过是减肥而已，怎么可能会得那么严重的疾病。遗憾的是，现在日本的糖尿病患者数量正在逐年攀升。

如果我们对饮食不加以节制，随心所欲地想吃就吃，谁

都有可能患上糖尿病。

特别要注意的是，并不是只有嗜好饮酒或爱吃甜食的人的血糖值才高，那些经常在外就餐、吃外卖的人，如果不注意饮食健康，血糖值也会渐渐超出正常范围。

当下，我们周遭的饮食环境其实很严峻。

如果只吃白米饭的话还好，但除此之外，面包、面条、点心、饮料、酒……这些我们日常吃的食物，都是经过精加工的高糖分食物。人类食用这类高糖分食物的历史才不过 1 万年，这和人类 40 万年进化史的漫长岁月相比，可以说是相当短的一段时间了。

正因为如此，在这短暂的时间内，人体还没有进化出可以充分吸收和利用这类高度精加工的高糖食物的消化系统，我们的身体还不能适应摄入大量精加工的食物。一旦摄入高糖分食物，血糖值便会升高，体内便会不断重复这种"血糖值升高—分泌胰岛素"的过程。

那么，是不是干脆一点儿碳水化合物都不吃就好了呢？现在流行的低碳水化合物减肥法正是利用这样的原理来减肥的。

如果减少日常的碳水化合物摄入量，减肥效果肯定会很明显，但这样极端的减肥方法，即使能够得到一时的成功，大多数人到了最后难免还是会反弹。

之所以会这样，是因为这些人之前一直保持着高碳水化合物的饮食习惯，而现在为了减肥采用了低碳水化合物饮食的方法，减掉了几乎全部的糖分摄入。

这样做会引发什么样的后果呢?

如果一个一直以来都高度依赖糖分提供能量的人，突然被切断了所有的糖分摄入，会出现明显的"戒断反应"，感觉非常疲劳。虽然减肥者可以坚持一段时间的无糖饮食，但是以我的经验来看，大多数人最多只能坚持 2 个月左右就没法再继续下去了，等待他们的自然是猛烈的反弹——这些人可能会变得比减肥前更胖。

另外，有研究表明，如果长期坚持用极端的低碳水化合物饮食方法来减肥，会大大增加罹患脑卒中的风险，所以为了健康减肥，最重要的是修正我们现有的饮食结构和热量摄入。

只看 GI 值高低，
无法找到真正适合减肥的健康食物

下面，让我们继续关注 GI 值。在看了第 38 页的"主要食品的 GI 值一览表"后，你一定会有一个不可思议的发现。在这张表格最左边的谷物类食物的 GI 值还算比较正常，中间的蔬菜类和最右边的加工食品的 GI 值，有的高得令人惊讶，有的却低得让人意外。

特别是饮料这个类别的 GI 值，可乐 43、运动饮料 42、啤酒 34，GI 值都相当低。如果有人盲目相信 GI 值的话，也许会认为就算喝饮料也不会让血糖上升，于是放心地畅饮。

要提醒你的是，尽管食物的 GI 值对减肥很重要，但千万不能只看 GI 值。

　　首先，我们必须弄清楚 GI 值究竟是怎样测算出来的。

　　GI 值是一种衡量我们从食物中每摄取 50 克碳水化合物，血糖值上升程度的相对值，是以葡萄糖为 100 的比例相比较得出的。

$$GI值=\frac{测试样本（摄入时血糖值上升曲线的面积）}{葡萄糖（摄入时血糖值上升曲线的面积）}\times 100$$

　　以上就是计算 GI 值的公式。你注意到公式中"面积"这个词了吗？在计算食物的 GI 值时，因为要用到"面积"这个数值，所以即使血糖上升的速度缓慢，如果上升时间较长的话，也会得到一个较大的 GI 值。相反，即使在短时间内血糖值快速上升了，但因为下降也很迅速，所以最终计算出的 GI 值也较低。

　　总之，含糖量较高的饮料，比如可乐、运动饮料、啤酒等，因为血糖值上升和下降的速度都很快，所以会得出一个偏低的 GI 值。

　　而胡萝卜、南瓜、土豆等天然食物，反而会因为 GI 值偏高，容易被减肥人士当作不适合减肥的高热量食物，敬而远之。

如果真的有人因为吃太多胡萝卜而变胖了，我还真想能与他见上一面。

其实，这全是因为选取测试样本的环节出了问题。在测算测试样本的 GI 值时，日本用白米饭、美国用白面包的葡萄糖含量作为测试基础。一碗白米饭中含有 50 克葡萄糖，约等于 3 根 200 克的胡萝卜的含糖量，但是胡萝卜含有丰富的膳食纤维，因此以白米饭为基准来测量胡萝卜的 GI 值原本就是不合理的。

此外，像南瓜这类蔬菜，以及土豆这种薯芋类食物的 GI 值偏高，也都是基于同样的原因。

GI 值的测量方法是一种刚建立起来的实验方法，因而数据采集的方式也还没有统一。正如我前面提到的，美国和日本就连测量的基准都是不一致的，所以测量出的数值也不一样。

正因如此，很多严格控制碳水化合物摄入的减肥人士，会因为过分在意 GI 值的高低，而把胡萝卜和土豆等未经加工的天然食物，误当作易胖食物，从菜单中剔除。

当然，任何食物都不能吃得太多，例如啤酒和可乐。如果因为它们的 GI 值低就无节制地饮用，是绝对不行的。

我们要注意 GI 值的只有碳水化合物，应该尽量避免摄入经过深加工的糖、液体化的糖分和果糖。除此以外的天然食物中所含的糖，都没有必要过于敏感地排斥。

垃圾食品让人变胖，更催人老

◉ **你经常吃垃圾食品吗？**

快餐可以说是最具代表性的垃圾食品了，但你知道垃圾食品的定义究竟是什么吗？

很多人往往误以为垃圾食品指的就是快餐，其实，垃圾食品中的"垃圾"一词，意思是"没有价值"，垃圾食品指的是"没有食用价值的食物"。

具体来说，垃圾食品就是那种虽然热量高，但是缺少对人体有益的维生素和微量元素，含有大量人体吸收快速的碳水化合物、对人体有害的油脂及添加剂的食物。

快餐中的薯条、汉堡、甜甜圈、薯片、爆米花等都是垃圾食品，速食点心也属于此类。蛋糕和冰激凌因几乎不含矿物质和维生素，也属于垃圾食品。

严格来说，大多数面包也属于垃圾食品。由精制面粉制成且添加了大量黄油的面包，都是人体吸收迅速的碳水化合物，而且还富含脂肪。此外，很多面包中会添加人造黄油和起酥油等人造油脂，为了延长保质期还会加入大量添加剂，无论从哪个方面来说，这样的面包都不能被称为健康食物。

有很多人经常吃泡面之类的速食食品，或是吃两个面包，喝一瓶咖啡、牛奶之类的饮料就当作是吃了一顿饭了。

一直这么应付吃饭的人如果想要减肥，首先要做的不是仰卧起坐或是跑步之类的运动，而是应该反思一下怎样吃好一日三餐。

⊙ 摄入反式脂肪酸，就好像吃塑料一样

垃圾食品的另一个问题在于"反式脂肪酸"。

反式脂肪酸原本是人们为了延长油脂保质期，降低成

本，通过对植物油进行氢化处理，改变其元素组成，制造的人造油脂。吃这种自然界原本不存在的油脂，简直跟吃塑料一样违背自然规律。

含有反式脂肪酸的食物在进入人体后，不仅会增加消化器官的负担，还会引发各种疾病。

植物黄油是含有反式脂肪酸的食物中最具代表性的。

在过去一段时间里，人们认为植物黄油是植物性油，要比动物性油制成的黄油更健康、热量更低，所以人们曾一度非常推崇植物黄油，但这种错误的观点已经过时了。

虽然植物黄油的原料确实来源于植物，但是在制作过程中已经被人为地改变了元素构造，它就不再是源于自然的食物，而是一种化学添加剂了。

欧美一些发达国家多年前就开始采取措施，限制使用反式脂肪酸。

美国自 2006 年 1 月开始，要求食品生产商在加工食品的营养成分表中，除了标明总脂肪、饱和脂肪酸、胆固醇以外，还必须标明反式脂肪酸的含量。

2007 年 6 月，纽约市出台了《餐饮业禁止使用反式脂肪酸》的规定。

2013 年 11 月，美国食品药品监督管理局（Food and Durg Administration，FDA）宣布，全美境内禁止使用反式脂肪酸作为加工食品的原料。根据该规定，向顾客提供含有反式脂肪酸的食物属于犯罪行为。如果酒店提供的面包旁放置了人造黄油，酒店负责人会被逮捕。

可能在很多人的印象中，美国是一个垃圾食品泛滥的大国，但在美国，即使是垃圾食品，也不允许使用反式脂肪酸了。

除美国以外的欧美国家也纷纷开始强制执行类似的规定，在亚洲也是如此。韩国紧随其后发出了"消灭反式脂肪酸"的宣言，中国也要求生产商必须标明反式脂肪酸的含量。

目前日本还没有出台任何限制反式脂肪酸使用的相关规定。日本厚生劳动省的一项调查结果表明，日本人的反式脂肪酸平均摄入量为 0.92 ～ 0.96 克 / 日，和美国的 5.8 克 / 日、欧洲的 1.2 ～ 6.7 克 / 日相比，确实要少很多。可能日本政府部门认为，从以上数据来看，没有必要直接对反式脂肪酸加以限制，所以才没有出台政策吧。

这大概就是所谓的"没有直接影响"吧。

不过，日本人真的可以在反式脂肪酸的问题上高枕无忧吗？

现在日本对待反式脂肪酸的态度还停留在控制过量摄入及减少使用的程度，而美国作为世界上最发达的国家，已经把反式脂肪酸定义为"不得作为食品的危险物"，全面严禁使用。和美国相比，日本居然还允许含反式脂肪酸的食品公然销售，怎么看日本都算不上是一个食品安全国家。

只要大家稍微留心卖场里的食品成分表就能发现，在日本超市销售的大多数食物中，都含有植物黄油、起酥油和人造奶油等反式脂肪酸。

如果要限制使用反式脂肪酸，就肯定会导致食品生产成本的上涨，从而引发物价上涨，这是影响全国的大事。

目前在所有发达国家中，日本是营养学研究水平最低的国家。如果不解决这一问题，日本会在这一方面与其他发达国家拉开越来越远的距离。

⊙ 垃圾食品中过量的糖分加速人体衰老

垃圾食品的另一个危害是 AGEs（advanced glycation end products），即晚期糖基化终末产物，是糖分与蛋白质加热后产生的化合物。

蛋糕在烘烤后会呈褐色，正是由于蛋白质与糖分加热后会发生美拉德反应，也称"糖化反应"。

碳水化合物一经摄入，会以血糖的形式被运送到全身各处。血糖会在人体内与肌肉、皮肤中的蛋白质结合产生 AGEs，这会让我们的皮肤产生色斑、皱纹，甚至松弛、下垂。

过度摄入糖分不只会带来体表变化，还会诱发白内障、心脏病等疾病。血糖值升得越高，就说明体内的 AGEs 越多，我们患病甚至死亡的风险也就越大。

血糖值高的人老得快，也正是由于 AGEs。

为了避免体内 AGEs 大幅度增加，我们要尽量避免吃会使血糖值急速上升的食物，也不要过度摄入糖分。

但是 AGEs 不仅会在人体内生成，一切经过热加工的含糖食物中都有 AGEs。食用这些食物后，约有 7% 的 AGEs

会被我们吸收。世界上所有的食物，除了生鲜食品和发酵食品外，都要经过热加工，而在加热过程中就会产生 AGEs。摄入过多 AGEs，就会加速人体老化。

AGEs 并不是在摄入后马上就会对人体产生影响，但由于垃圾食品中含有大量的 AGEs，如果同时饮用大量高糖分饮料（比如碳酸饮料），那么其对人体的危害就会相当惊人。

切记，糖化 = 细胞老化。

我们日常吃的那些非天然食物，日积月累地给我们的身体带来损害。如果只注意控制热量和食用量，就很容易忽略其他更重要的事——即使体重减轻了，如果色斑、皱纹变多，也会让人显得苍老，甚至还可能因为血糖值异常而患上糖尿病。这样的话，即便减肥成功也没有意义了。

要想美丽与苗条兼得，健康减肥的关键还在于吃天然的食物，摄入充足的营养素。

体脂肪通常只有在身体发生正常反应的时候才会燃烧。而完成这些正常反应的大前提，并不是通过运动增加肌肉，而是让激素和内脏功能正常运作。

如前所述，基础代谢主要在内脏中进行，如果食用大量非天然的食物，或是大量饮酒，就会给负责分解这些毒素的肝脏和肾脏带来很大的负担。

因为这两个内脏会比肌肉承担更多的新陈代谢量，所以不管怎样控制热量摄入，如果内脏负担过重的话，就会降低整个身体的代谢能力，这样就会严重影响减肥的效果。

与其补充有燃脂效果的营养补充剂，或是借助人工合成的减肥食品来减肥，不如充分发挥人体自身的代谢能力，而正确摄入对人体有益的食物，正是一种能够两全其美的方法，兼顾减肥和抗衰老。

随处可见的饮食陷阱

⊙ **廉价巧克力不是真正的巧克力**

在我指导健身中心的会员减肥时，经常听到他们说："我太喜欢吃巧克力了，怎么都戒不掉。"这时我总会询问："你一般都吃什么巧克力呢？"

多数人会回答"就是在超市买的那种巧克力"。可是你要知道，这些并不都是真正的巧克力。

之所以会产生这样的误解，是因为大家买东西时没有仔细看食品的配料表——在买巧克力的时候，一定要仔细看一看包装袋背面的配料表。

　　排在配料表第一位的肯定是砂糖，事实上，这些巧克力是砂糖做的巧克力味的糖果，根本就不是巧克力。

　　众所周知，配料表中排名第一位的是配方中使用最多的配料。因此，所有廉价巧克力的配料表第一位，都是砂糖。

　　我们经常能看到巧克力外包装的正面写着"可可含量75%""黑巧克力"或是"浓醇巧克力"，但是翻过来一看，包装背面的配料表中砂糖却位列榜首。

　　如果你是真正喜欢吃巧克力的人，请你一定要挑选那些配料表中，可可原浆排在第一位、砂糖排在第三位之后（至少也要排在第二位之后）的巧克力。

　　当你品尝过真正的巧克力以后，请一定要再吃一口那些以前你一直以为是巧克力的东西，我想你一定会惊叹："味道完全不一样！"到时候你就会发现，原来自己以前喜欢的不是巧克力，而是砂糖。

⊙ 不要上"无添加"和"低盐"的当

　　其实不只是巧克力，所有的加工食品都有同样的陷阱。

我认为最危险的是，我们完全不知道自己吃的究竟是什么，却一直在吃。

这是比会不会变胖更重要的问题，如果我们对买来的食品的原料一无所知，也不担心这些食品对身体有没有害处，而是烦恼吃下去会不会变胖，那么这样下去，后果实在难以想象。

超市的面包能算得上是真正的面包吗？一般我们自己做的面包，总是放不了多久就会变质，但是在超市买的面包，就算是在夏天，放上 3 天也不会坏。这两种面包显然不能说是一样的食物。我想，真正喜欢吃面包的人，也肯定会觉得超市卖的面包难以下咽吧。

超市里的食品，无论是便当、面包，还是盒装沙拉，因为要在 24 小时营业的店里出售，所以必须经过防腐处理。虽然有的商品注明了所添加的防腐成分，但是也有部分商品没有进行标注。

如果消费者被商品"无添加""低盐"的标示误导，以为买到了健康食品，而不去看一看商品背面的成分表的话，就买不到真正的健康食品，因为很多商品里虽然没有加入防腐剂，但是添加了一些可以取代防腐剂的物质进去。

因为低盐所以味道太淡，就用人工合成调味料来增加味道；因为盐分少了不能防止食物变质，就添加化学防腐剂……类似的情况其实很常见。

究竟哪种食物才是健康安全的呢？

可能有人会说："这么可怕，简直不知道该吃什么好了。"不是我危言耸听，只不过希望大家都意识到这样一个事实：超市，是为了随时为我们提供食物——让我们随时都能吃到东西。这明明是一种不正常的需要，却被大家习以为常，这其实是很值得我们警觉的。

如果你已经意识到自己变胖是因为吃得太多，却不知道自己是吃了什么才变胖的，请一定要牢记：

● 一定要看加工食品的配料表。

● 要对自己吃的是什么心中有数。

⊙ 零卡路里的饮料更容易致胖

注意健康饮食的人，在看到前面所提到的有关糖分、脂肪的内容时会格外提高警惕，他们会尽量选择没什么危害性的食物。这种小心谨慎本身并没有错，但也有一些危险潜藏其中。

有一些商品，就是专门为那些宣称自己"尽量不摄入糖分"的人而生产出来的。

在超市的饮料货架上，通常会摆放一些零卡路里和低卡路里的饮料。这些饮料虽然和其他普通饮料一样，拥有甘甜的口感，却几乎不含热量。

按照日本营养成分标注的规定，每100毫升含有5千卡以下热量的食品或饮料，可以标注"零卡路里"。而"低卡路里"的标注要求为每100毫升含有的热量在20千卡以下。

基于这个规定，一瓶500毫升的标注了"低卡路里"的饮料，总热量最高可达99千卡，也依然符合低卡路里标准。

虽然零卡路里并不是完全不含热量，但是这些饮料是怎样做到既保持甘甜的口感，又能有效降低热量的呢？

答案就是人工甜味剂。

顾名思义，人工甜味剂就是由人工合成的甜味剂，并不是人体必需的天然食物。

尽管人工甜味剂尝起来是甜的，却不能像普通糖分那样提供能量升高血糖值。如果你认为这正好，那就大错特错了，因为人工甜味剂对人体而言，有 6 倍的致胖率！

原本血糖值下降的时候，身体就会提高血糖值，从而让人们产生摄入碳水化合物的食欲，但是当我们喝下低 GI 值的饮料时，虽然满足了摄入甜食的精神需求，却没有升高血糖值，所以无法满足生理需求。

就像前文提到的，摄入大量糖分会让我们的血糖值急剧上升，于是促使胰腺大量分泌胰岛素，从而导致低血糖，这是一种非常危险的状况，但是如果血糖值没有上升，只是尝到了甜味，也是值得我们深思的。

在这种情况下，虽然理论上不会增加人体脂肪，却会让我们不再满足于天然食物的味道，同时让我们在味觉和心理上对甜味的感受不再灵敏。

目前没有证据能证实人工甜味剂对肥胖人士及糖尿病患者有什么好处，反而是定期摄入人工甜味剂的人，会比不摄入人工甜味剂的人具有更高的患病风险，并且有高达 6 倍的致胖可能。

如果只盯着眼前的卡路里数字而忽视其他重要信息，会让我们更容易变成易胖体质。

还有那些号称低卡路里、均衡营养餐的减肥食品，为了弥补口感上的欠缺，大多都会在加工过程中添加反式脂肪酸或者人工甜味剂。

当我们看到那些带有国家认证的特定保健食品标志的食物，一般都会认为这些食物是更加安全可靠的。但是和真正的天然食物相比，用人工合成的营养素制造出来的非天然食物，是远远称不上安全健康的。

有一个经典的例子，有一种健康油曾在广告中宣称：本产品不会增加身体脂肪。其实这种健康油的成分恰恰是反式脂肪酸。仔细想来，这种在广告词中宣传对身体有益的食品，其实也并不安全。

千万不要被卡路里和营养蒙蔽了双眼，而忽视了身体真正必需的养分。我们一定要多加小心，不要成为"健身难民"。

⊙ 浓缩蔬果汁既破坏了原有的营养素，又不健康

就像本书中反复提及的，广告宣传中的"健康"二字，绝不是真正的健康。

另一个有名的消费者误区——市面上售卖的蔬果汁就是其中的典型代表。

商家往往在广告中宣称，只要喝一瓶蔬果汁就能满足人体一日所需的蔬果摄入量。和可乐、汽水等添加了大量糖分的饮料相比，100%的浓缩蔬果汁那种安全健康的形象已经相当深入人心。但是在这种健康形象的背后，所谓的浓缩蔬果汁其实是一种含有丰富果糖的高糖饮料。

所谓浓缩还原的加工过程，是指使用各种方法去除天然果汁中的水分，然后再添加水分使其还原成果汁。为什么要进行这种多此一举的加工呢？其实是为了压缩成本。通过浓缩果汁减少货物运输体积，从而大幅度降低运输成本。在灌装果汁时，因为需要添加水分稀释浓缩果汁，其原有的水果香味会大打折扣，所以还会在果汁中添加香精保证其风味。

而且因为浓缩加工多少会破坏水果中的营养素，厂家还

会在果汁中添加维生素来弥补缺失的营养素。很显然，最终
我们所购买的蔬果汁中含有的已经不是天然的营养成分了。

　　为了降低生产成本，厂家用于生产蔬果汁的蔬菜、水果
都是集中采购的。这些产地不明的蔬菜和水果中如果有农药
残留，那么即使经过浓缩加工，农药依然会被保留下来。

　　购买新鲜的蔬菜、水果要花不少钱，而一瓶能满足人体
一日所需营养成分的蔬果汁仅售 100 日元。蔬果汁原本就是
蔬菜、水果加工出来的，经过加工后价格反而比原料卖得还
便宜，这种不正常的成本、价格倒挂，的确值得深思。

　　另一个值得关注的是蔬果汁中所含的糖分。蔬果汁中会
添加额外的糖，产品成分表中碳水化合物的含量也高得惊
人。这些果糖归根结底也是糖分，所以无论是饮用蔬菜汁还
是果汁，都会让血糖值上升。

　　可以看出，蔬果汁和其他的含糖饮料其实没有本质上的
区别。

　　本来是为了健康而大量饮用蔬果汁，结果反而令血糖值
暴增，甚至还有人因为喝了太多蔬果汁而患上糖尿病。如此

种种，都源于人们认为"蔬果汁对身体有好处，喝多少都没关系"，却不知道这么做危害极大。

一提到果糖，人们都会认为这是一种比白砂糖安全可靠的糖分。但是根据前文提到的 AGEs 理论，果糖的糖化速度是葡萄糖的 10 倍，实际上更容易产生 AGEs。

果糖比葡萄糖升糖速度慢，因此人们总认为果糖要比葡萄糖健康安全，但这是特指生食水果的状态。在我们直接生吃水果的时候，同时也摄入了大量的膳食纤维，所以不容易过量摄入果糖。

但是果汁不仅失去了大量的膳食纤维，本身的果糖含量也比水果高，饮用果汁后当然会令血糖值激增。

当然，我并不是说蔬果汁完全不能喝，只不过希望你能明白，市面上售卖的蔬果汁其实与可乐等含糖饮料没有多大区别，绝不是所谓的健康饮料。

不过我们在家用榨汁机自制的新鲜果汁还是相当健康的——自己挑选蔬菜和低糖分水果，打成蔬果汁后马上饮用，不用担心营养成分流失，是一种既安全又有效的饮食手段。

⊙ 小麦制品更容易让人发胖

近几年还比较流行"无麸质饮食减肥法"。

麸质即谷蛋白（面筋），是小麦胚乳中含有的一种蛋白质，会让面团在和面时产生黏性和弹性。

由于谷蛋白会刺激肠壁，所以一直被当作小麦制品引起过敏的诱因。近年来研究发现，谷蛋白有增进食欲的作用，从而导致肥胖。

含有谷蛋白的小麦制品主要有面包、意大利面、乌冬面等面类食物，以及蛋糕、甜甜圈等点心。

不含谷蛋白的大米、纯荞麦面条、米粉、米粉制品和粉丝则没有这种副作用。

不吃含有谷蛋白食物的饮食就是"无麸质饮食"，因为很多好莱坞明星都用这种方法成功减肥，所以"无麸质饮食"风靡一时。

富含谷蛋白的食物本来就容易让人发胖，而美国人一直以面包为主食，所以一旦他们从菜单中剔除了这些食物，碳水化合物的摄入量自然会大幅度下降。并不是完全禁食碳水化合物，只是将主食中的小麦制品替换成大米、荞麦制品，这就是那些明星成功瘦下来的原因。

　　总的说来，面包这种典型的小麦制品是非常不利于减肥的。

　　市面上销售的面包就不用说了，因为其中添加了大量的植物黄油等反式脂肪酸；面包店里的面包也不利于减肥，因为这种面包里也添加了大量的黄油，热量较高，而且和这些面包搭配食用的其他食物也都是减肥的大敌。

　　虽然也有用全麦面粉制作的低 GI 值面包，但是因为很难和健康的传统食物搭配食用，所以也不适合减肥吃。

　　如果早餐、午餐都吃面包，因为缺少配菜，营养摄入也会很不充分，再加上面包的饱腹感不强，所以肚子一饿就很容易多吃零食。

　　我无意否定谷蛋白的研究成果——以小麦为主食原本就不利于减肥。但是如果打算用无麸质饮食方法来减肥的话，不如直接选择单一的传统健康饮食，因为确实有人用这种方法成功瘦了下来。

　　面包和蛋糕就不用说了，但是就我个人的体会而言，乌冬面和意大利面似乎并没有太明显的刺激食欲的作用，所以我并不完全赞成无麸质饮食减肥法。如果不吃小麦制品的话，就肯定会以大米为主食，这样的选择倒也不错。

欧美人一旦不吃小麦制品，就会完全改变他们的饮食结构，但是对于日本人而言，饮食结构的变化不会那么明显。因为日本人原本就不以小麦制品为主食，采用无麸质饮食，不过是按照原有的饮食结构，继续保持以米饭为主食的传统。

不过，现在日本人的饮食结构日益西化，如果能以此为契机，让现代日本人回归传统的饮食结构，无麸质饮食也是一件好事。

⊙ 减肥，该做加法还是减法

减肥，从字面意义上看，可以理解为"减量"，于是很多人望文生义，认为要减肥就要减少饭量。因为变胖的原因在于吃得太饱，所以"少吃点儿就能瘦"的观念相当深入人心。

当然，只要减少饭量，体重确实很难再增长，用少吃的方式来减肥也是基本可行的。但是你有没有发现，这种减肥方法有些不对劲呢？

比如说，吃完一袋糖果，你会觉得很撑吗？完全不觉得吧？或者喝下超多的果汁，喝得满肚子都是果汁的时候，也许会撑得有点儿难受，但是上完厕所之后，就一点儿也不撑了——想必对于这种体验你并不陌生。

相比之下，如果是饱餐一顿对身体有好处的食物，比如糙米饭、味噌汤、鱼、蔬菜等，又会有什么感觉呢？很长时间你都不会觉得饿，而且因为食物很好消化又不会给肠胃增加负担，所以身体会感觉轻松又舒适。

那么到最后什么样的人会发胖呢？毫无疑问是吃前一种食物的人。

让人难以置信的是，很多正在减肥的人一日三餐都采用这种易胖搭配：早餐就只吃个甜甜圈——吃米饭怕变胖，就只吃面包、点心来填饱肚子。总之，不少人都是选择这样的"减掉饭量"的方式。

反思自己在减肥时做错了什么，很少有人会意识到自己总是戒不掉零食，或者每天晚上都要小酌一杯的习惯，会让减肥功败垂成。如果明知道自己在减肥，却改不掉这些坏习

惯，那么就算一直吃健康的食物，也很难瘦下来，反而还会
变得更胖。

⊙ 加法：减肥只靠运动，行不通

本书主要面对两种类型的读者。

一种是"不想改变饮食习惯，想靠运动瘦下来"的这种
类型的读者。

这种类型的人在减肥时，完全不想改变现有的饮食习
惯，他们想要继续尽情享用自己喜欢的美食，然后靠运动消
耗掉吃下去的热量。

他们可能会想，我平时都不怎么运动，所以只要从现在
开始运动起来，一定能瘦下去的。

但实际上单靠运动减肥，可能达不到他们预想的效果。
如果运动消耗的热量大于摄入的热量，那么努力运动确实能
瘦下来。但正如我在前一章中分析的那样，运动减肥的效果
并不好。也许以这种减肥方法坚持 1 年，身材确实会变好一
点儿，但是比起辛苦付出的努力，这样的减肥效果并不会太
让人满意。

而且如果有的人食量惊人，那就需要用更大的运动量来消耗掉他们摄入的热量。一旦停止运动，那么一定会迎来可怕的反弹。

这种一直吃得很多，再坚持每天大量运动的生活方式太不现实了。更何况，大量运动后的成就感，会让人产生比以前更加强烈的食欲，这只会让你陷入"一直减肥一直肥"的怪圈而无法逃脱。

在日常生活中突然加入大量的运动，是非常不科学的做法。特别是那些曾经减肥失败过的人，最好不要选择这样的减肥方式。

⊙ 减法：减肥靠节食，也行不通

另一种类型的人以年轻女性居多，她们通常认为"节食就能瘦下来"。

在下一章中，我会详细介绍关于正确饮食的内容，但是在本章，我主要介绍应该避免哪些错误的饮食方式，以及怎样改善自己的饮食结构。

我们之所以会变胖，主要是由于吃了太多容易让人发胖的食物，所以在饮食方面做减法，适当减少食量，无疑是很有必要的。

但是，我们的目标始终是有效减脂。为了减掉脂肪，我们必须摄入充足的营养素，这就需要我们吃得聪明，吃得适当。

如果担心吃太多会变胖，连最基本的营养素都不能保证的话，是非常危险的。长此以往，轻则营养失调，重则会导致厌食症。一定要避免出现这种情况。

还有的人一边节食一边拼命运动，还没等瘦下来，先把身体搞垮了，而且这种过于极端的减肥方法，最容易引起反弹。

⊙ 坚持不了 3 个月的减肥法没有意义

前文列举的两种类型的减肥方式有一个共同点，那就是无法在日常生活中实现。这两种方法都属于过于极端且无法长期坚持的习惯。

首先，希望速成减肥的人往往都是容易胖的人。但是，瘦得容易，往往反弹得也快。

这种情况被称作身体的常态性——身体通常要花 3 个月的时间才能适应目前的状态。而花 3 个月塑造出来的身材，我们的身体往往还需要 3 个月以上的时间来适应。

减肥最关键的也正是保持身材。虽然我们能通过剧烈的运动和极端的节食快速瘦下来，但是我们能一辈子坚持这么极端的生活习惯来保持身材吗？恐怕很少有人能够做到吧。

如果花费 1 年的时间成功减肥 10 千克，就必须再花 1 年的时间来维持这一减肥成果。

有易胖倾向的人和容易反弹的人，往往容易陷入"如果减肥成功的话，就可以像以前那样想吃什么就吃什么"的误区。如果这么想，就大错特错了。只有养成"不再像以前那样随心所欲地吃"的习惯，才算真的减肥成功了。

正因如此，为了让你成功减肥，我不推荐那种会令日常生活徒增负担的"加法"（延长运动时间）。除了特别爱运动的人，一般我都建议会员每周最多来两次健身中心就可以了。

有的人想快速减肥，每周会来健身中心运动三四次。我一般都会告诉他们，不用勉强自己每天都坚持运动——当然，如果他们能够坚持，我也会很欢迎的。

此外，把"减法"（节食减肥）做过头的人也是有问题的。这也不吃那也不吃，自然能瘦下来，但是人怎么可能一生都吃得又少又没有营养呢？

想要减肥，我们首先必须具备懂得选择和取舍的智慧。

我们要明白什么是身体必需的食物。不能盲目地为了追求饱腹感，又一心想要减少食量，而去挑选一些没有营养，热量又高，还易致胖的食物来填饱肚子。我们应该选择那些既能提高身体代谢能力，又能帮助脂肪燃烧的食物，在不饿肚子的前提下，适量摄取营养丰富的食物。

在下一章中，我将会继续详细介绍选择食物的正确方法。

CHAPTER 3

越吃越瘦的
高N/C值减肥法

专业健身教练告诉你

◉ 减肥的关键在于高 N/C 值
   食物（维生素、矿物质）

◉ "吃不胖的油"让我们轻松
   瘦下来

◉ 一定要吃加工食品，就去
   买价格贵 3 倍的食物吧

◉ 喝对了酒不会发胖

◉ "断食"不是为了减肥，
   而是为了排毒

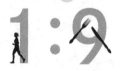

吃不胖的高 N/C 值食物

⊙ 改善饮食习惯才能真正瘦下来

在第二章中，我介绍了我们身边的食物，以及那些所谓的"健康食物"实际上具有的危害性。

也许有人会问："那要吃什么才好呢？""这么说太恐怖了，简直什么都不能吃了！"其实大可不必这么紧张。

全天 24 小时内，想买什么食物都能买得到，想吃什么就能吃得到，这种状态本来就是很不自然的。当然，也不是说我们什么东西都不能吃，我只是想提醒一句，在选择食物时多想想它们是不是有问题。

在这一章中，我将重点介绍吃了不会发胖的食物。

当然，就算是不会让人发胖的食物，如果吃得太多，那些消耗不掉的热量还是会囤积成身体脂肪的。

我们的身体会吸收吃下去的食物的营养，并且在体内发生化学反应，所以我们吃的究竟是什么就非常重要了。

人体细胞每天都在不断分裂、再生，据说我们身体的所有细胞都会在一年的时间里彻底更新一次。人体细胞更新换代所需的原料，正是来自我们每天消化并吸收的食物。

如果我们吃了非天然的食物，身体也会将其消化并吸收。只不过身体会产生抗拒反应，日积月累，不仅体质会变差，甚至会引发疾病——身体机能失调，自然很容易导致肥胖。

总的来说，你现在的身体状态，是你选择摄取、吸收的食物所表现出的结果。所以，如果不改变现有的饮食习惯，想借助其他方法改变身材是极其困难的。

正因为如此，我才建议各位读者，比起以运动为中心的减肥方案，饮食才是我们应优先考虑的减肥因素。

如果吃了对身体有害的食物，仅凭运动是无法使身体得到改善的；如果一直吃对身体有益的食物，就根本不需要减肥了。

⊙ 矿物质和维生素必不可少

食物中含有五大营养素，我在前文已经为大家介绍了三大营养素——蛋白质、脂肪、碳水化合物，为我们提供能量的只有这三大营养素。

肉类含有丰富的蛋白质；脂类食物含有大量的脂肪；米饭、面包等主食，则富含碳水化合物。

除了这三大营养素，另外两大营养素是矿物质和维生素。虽然矿物质和维生素中都不含热量，却与我们身体的代谢息息相关。

让我们来看看矿物质和维生素对人体有什么作用。

首先要介绍本章中的重点概念——N/C 值（图 3）。N/C 值是某种食物所含的矿物质和维生素与该食物所含的总热量的比值。其中，N 是 nutritive value（营养价值），C 是

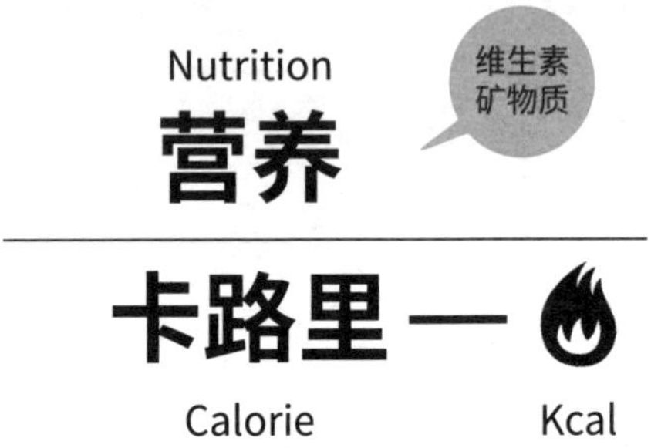

Nutrition

营养

———————————

卡路里 —— 🔥

Calorie　　　　　Kcal

图 3　卡路里与营养的关系

calorie（卡路里，也就是热量）。

以大米为例解释一下。

我们日常食用的白米，都是由糙米加工而成的。经过精制，去除富含矿物质、维生素和膳食纤维的外层糠皮和胚芽，就得到了饱含淀粉的胚乳部分——白米。而淀粉就是碳水化合物，因此我们特意将糙米精制后，得到的其实就是糖块。

那么让我们用 N/C 值来分析一下白米和糙米吧。

同样分量的糙米和白米，虽然两者的胚乳含量相同，但糙米的外层是几乎不含热量的糠皮和胚芽。就在这层没有热量的糠皮和胚芽里，却含有对糖分代谢有重大作用的维生素 B_1 和镁。

因为糙米含有矿物质和维生素，当分母 C 相同的时候，糙米的分子 N 的数值更大，所以 N/C 值也比白米高。由此可见，糙米不仅比白米的 GI 值低，吸收缓慢，而且在同等热量下营养价值更高，是一种不容易转化成脂肪的超级食物。

尽管如此，在食用糙米的时候，还是需要注意以下两点。

● 选择无农药（至少是少农药）残留的糙米。

● 煮饭前将糙米在水中浸泡一段时间（夏季 6 小时，冬季 12 小时）。

首先，关于农药残留的问题。白米在深加工的过程中，能够将附着农药的外层全部去除，而没有经过深加工的糙米，很有可能残留了大量农药，如果不经过预处理，我们就会误食农药，所以在购买糙米的时候，要尽量选择无农药或者有机栽培的糙米，最起码也要选择农药低残留的。

其次，糙米中含有植酸和脱落酸，这两种酸是能够抑制糙米发芽的天然成分，一经摄入就会吸附人体内的矿物质，并将其排出体外，是对人体有害的物质。长时间浸泡糙米，待其发芽后就能将这种危害性消除，因此烹饪糙米必须事先经过浸泡处理。

其他谷物类的 N/C 值也有同样的特性，精制小麦粉和全麦粉的 N/C 值，也因为深加工的程度不同而各不相同，全麦粉的 N/C 值要比精制小麦粉高得多。

⊙ 养成根据N/C值选择吃什么的习惯

选择营养价值高的食物，就能让我们即便吃得很少也可以摄入充足的营养。这是非常有效的减肥方法。

相反，垃圾食品虽然含有高热量，但是矿物质和维生素的含量都很低，所以 N/C 值也较低。

很多人通过控制食量和选择低热量的食物来减肥，但如果不参考食物的 N/C 值的话，就会选到只含热量，或者热量虽低但完全不含矿物质和维生素的食物。

矿物质和维生素是对人体新陈代谢非常重要的物质，也是燃烧脂肪必需的营养素。是否充分摄入这些营养成分，决定了我们的身体是否健康。

深加工的食品通常都缺乏矿物质和维生素，N/C 值较低。超市里销售的几乎都是这一类食物。此外，这些食物中还添加了大量的防腐剂、色素和化学合成调味料，这些都是身体难以吸收的，因此人体在消化深加工食品时，会耗费额外的矿物质和维生素，这就会影响脂肪的燃烧。为了防止出现这样的恶性循环，养成食用天然且高 N/C 值食物的饮食习惯非常重要。

⊙ 为什么高N/C值饮食法对减肥有奇效

高 N/C 值饮食法是一种不需要控制食量的减肥方法，它不用节食，只需合理改变食物的种类就好。

当然，如果吃得太多还是会很难瘦下来。但有一点毫无疑问，通过高 N/C 值饮食法减肥，我们不需要彻底改变以往的饮食习惯。

如果在减肥时只担心热量是否超标，而不关心其他营养成分摄入是否充足，这种饮食习惯很容易让人生病。

　　每一种营养成分都对我们的健康十分重要，所以在减肥的时候，高 N/C 值饮食法主张当食物的热量相同时，选择营养价值更高的那个来确保营养充足。这就相当于花同样的钱，我们自然会挑选品种更丰富、可选择性更多的商品。

⊙ 减肥的关键——镁元素、B族维生素让你压力减半

　　在矿物质（表 2）当中，对减肥最有帮助的元素是镁。

　　镁不仅是糖分代谢中不可缺少的元素，而且有助于促进人体内 300 多种酶素工作。镁主要存在于糙米、海藻类和豆类食物中。

　　另外，镁还有一个"抗压元素"的美称。人体在对抗压力的时候会消耗大量的镁元素，所以社会压力、精神压力较大的人群，很容易缺镁。缺乏镁元素的人容易出现腿部抽筋和便秘的问题。

表2 矿物质缺乏症

成分		作用	缺乏症/备注
矿物质	钾	调节体液渗透压,排出细胞中多余的钠	浮肿、低血糖、肌肉萎缩、易疲劳
	钙	形成骨骼、牙齿(维生素D不足会影响钙的吸收,通过增加骨骼负荷来保持其强度)	骨质疏松症
	镁	促进300种以上的酵素活性化,能够调整肌肉收缩,传递神经信息,调节体温和血压	心律不齐、缺血性心脏病、高血压、肌肉痉挛、神经过敏、抑郁
	磷	形成骨骼、牙齿,保持细胞pH酸碱度平衡和渗透压平衡	无缺乏症,但注意不要过量摄入
	铁	参与合成红细胞的血红蛋白和肌肉中的肌红蛋白	注意力低下、头痛、食欲不振
	锌	200种以上酵素的必要成分,促进发育,帮助伤口恢复,保持味觉正常	成长障碍、贫血、味觉异常、皮肤炎、抑郁
	铜	红细胞血红蛋白的必要成分,多种酵素的成分之一	贫血,毛发、皮肤褪色
	锰	参与糖分、脂肪、蛋白质的代谢,有助于骨骼发育	骨骼生长障碍,性功能、生育能力低下,过量摄入会中毒

日本人很容易缺乏镁元素，根据 2009 年的国民健康营养调查，日本人体内镁的平均含量，男性为 254 毫克，女性为 227 毫克。这一数据远远没有达到 30 ～ 49 岁男性镁含量建议值的 370 毫克（女性为 290 毫克）。

在这种情况下，如果摄入添加剂或是压力过大，就会加剧镁的消耗，即使摄入量正常，依然会出现镁缺乏症，所以我们需要根据第 85 页"矿物质的作用和缺乏症对应表"的相关内容认真对照自测自己是否出现了镁缺乏症状。

另一个减肥中必不可少的营养成分是 B 族维生素（表 3），特别是维生素 B_1 和维生素 B_2，它们分别促进糖分代谢和脂肪代谢。

维生素 B_1 和镁共同作用，还可作为辅助酵素帮助体内酵素发挥功效。

B 族维生素都属于水溶性维生素，无法在体内长时间停留，摄入后很快就会随尿液排出体外，因此我们需要经常摄入 B 族维生素。

B 族维生素摄入不足时，容易引起疲劳、浮肿、肩部僵硬、口腔溃疡、皮肤粗糙等问题。此外，缺乏 B 族维生素还

表3　维生素缺乏症

成分		作用	缺乏症/备注
维生素	维生素A（视黄醇）	可确保皮肤、咽喉、鼻腔、消化器官等黏膜的正常功能	注意避免过量摄入
	维生素D	有助于钙、磷的吸收，使骨骼、牙齿坚固	软骨病、骨质疏松症
	维生素E	具有强抗氧化作用，使人体不受活性氧侵害，改善因为血液循环不畅引起的肩膀酸痛、头痛和畏寒等症状	极低可能会出现神经障碍
	维生素K	帮助血液凝固，防止骨骼钙质流失	缺乏会导致凝血时间延长，可以在人体内合成，脑部不会缺乏
	维生素B$_1$	以辅酶的形式参与糖分的分解和代谢	增加疲劳感，食欲不振、倦怠症、四肢麻木、水肿、心悸
	维生素B$_2$	可促进脂肪代谢，有助于皮肤、毛发、指甲的再生	口角炎、口腔炎、舌炎、肌肤粗糙、头发枯黄、眼部充血、儿童生长障碍
	维生素C	具有抗氧化作用，可促进副肾皮质激素、胶原蛋白的合成	坏血症、肌肤粗糙、感冒
	烟酸	促进脂肪、糖分、蛋白质代谢，也可分解乙醛	糙皮病（皮炎、腹泻、痴呆）

（续表）

成分		作用	缺乏症/备注
维生素	维生素B$_6$	促进蛋白质、脂肪代谢	过敏症状，眼、鼻、口、耳周围的湿疹，神经系统异常，腿抽筋
	维生素B$_{12}$	防止恶性贫血，合成、修复神经细胞内部的核质和蛋白质	贫血，因为植物性食物中几乎不含维生素B$_{12}$，所以素食者会缺乏维生素B$_{12}$
	叶酸	促进红细胞和细胞再生的必要营养素，也是胎儿正常发育必不可少的营养素，所以在妊娠期和哺乳期尤其需要补充叶酸	口腔炎症、肌肤粗糙、疲劳感，通常不会出现缺乏症，过量摄入会妨碍锌的吸收
	泛酸	促进脂肪、糖分、蛋白质代谢，并提高抵抗力	皮肤炎、生长障碍

会引发抑郁症。压力太大会消耗 B 族维生素和镁，人体缺乏这两种元素会非常危险。

　　这些容易缺乏的维生素和矿物质关系到身体的代谢，是导致人体易发胖的原因，因此我们必须先弄清各种维生素和矿物质都具有什么功效，避免出现相应的缺乏症。

想瘦，就要吃高 N/C 值食物

⊙ 想要瘦，多吃这些高N/C值食物

高 N/C 值食物吃了不易发胖，对减脂而言必不可少。那么在日常生活中，我们应该怎样吃呢？

日式料理是不错的选择。日式料理于 2013 年 12 月入选世界非物质文化遗产名录，让日本人引以为傲。日式料理的食材大都是高 N/C 值食物，这正是减肥的关键所在。

众所周知，减肥饮食要以蔬菜为主，这里的蔬菜其实指的是绿色蔬菜，因为其他蔬菜中的矿物质和维生素的含量非常低。

沙拉中常见的黄瓜、卷心菜、生菜等蔬菜，其中含有的矿物质和维生素无法满足我们充足摄入的需求。

对减肥有效果的绿色蔬菜，指的是胡萝卜、南瓜、番茄、青椒、菠菜等深色蔬菜。

日本厚生劳动省对绿色蔬菜的定义是，每 100 克可食用部分中胡萝卜素含量达 600 微克以上的蔬菜。食用较频繁、每餐食用量较大的深色蔬菜都可被称作绿色蔬菜。

很多时候，我们往往因为吃饭时配有蔬菜沙拉，就以为"这一餐的营养搭配非常均衡"。实际上只有当我们真正弄清楚蔬菜的种类和所含的营养成分，才能正确判断营养是否均衡。

裙带菜、海带、羊栖菜等海藻类食物和芝麻、核桃等种子类食物也是营养丰富的优质食材。这些食物均衡地含有镁、钙、锌、铁等矿物质，且富含维生素。种子类食物还是优质脂肪的摄取来源，我们应该多多食用。

我也非常推荐大家食用日式料理中常见的菇类和薯芋类。

香菇是我们餐桌上常见的配菜，不仅热量低，而且维生素含量不亚于蔬菜，非常适合减肥饮食，也是高 N/C 值食物的代表。

　　薯芋类中，甘薯、芋头、山药虽然是碳水化合物，但含有丰富的钾、维生素 C、β - 胡萝卜素等营养素和膳食纤维，不仅可以代替谷物成为主食，还可以当作食材入菜。

　　三大营养素中，人体最容易缺乏的就是蛋白质了。

　　豆类和鱼类富含蛋白质，肉类也含有蛋白质。如果将我们日常摄取蛋白质的量分成 10 份的话，我建议其中 8 份从豆类和鱼类中摄取，因为过多摄入肉类容易引起肠道内的腐坏反应，所以肉类摄入应不超过 2 份，这样更能确保营养均衡。

　　豆类食物中，除了纳豆、味噌等大豆制品以外，毛豆、蚕豆都是不错的选择。这些豆类富含矿物质和维生素，其中经过发酵的纳豆和味噌对身体特别有益。

　　减肥饮食中唯一值得推荐的动物蛋白就是鱼类。鱼肉中含有 DHA（docosahexaenoic acid，二十二碳六烯酸，俗称脑黄金）和 EPA（eicosapntemacnioc acid，二十碳五烯酸，鱼油的主要成分）等不容易转化为人体脂肪的优质油类。鱼肉中不仅富含矿物质，还能提供植物性食物中少有的 B 族维生素。从鱼类这种优质动物性蛋白中，我们可以很方便地摄取豆类食物中缺乏的营养成分，而且这些物质营养均衡、极易吸收。

我推荐食用能够一餐吃完一整条的小型鱼类。鲐鱼、沙丁鱼、秋刀鱼等都是不错的选择。之所以推荐小型鱼类，主要是因为现在海洋、河流等都有重金属、化学物质污染问题，比起小型鱼类，位于食物链顶端的大型鱼类体内积蓄了更多有害物质——特别是金枪鱼、旗鱼、红金眼鲷等大型鱼类，要尽量少吃。

⊙ 日式传统食材，让你轻松瘦下来

日本的传统食材（图 4）非常适合减肥，包括豆类、芝麻等种子类、裙带菜等海藻类、蔬菜类、鱼类、香菇等菌菇类及薯芋类食物。

以这些食材为主菜和配菜，再配上糙米饭、味噌汤，不会给内脏增加负担，很容易消化吸收，而且富含矿物质和维生素，这就是典型的高 N/C 值减肥饮食了（本书附录部分有制作日式料理的食谱，敬请参考）。

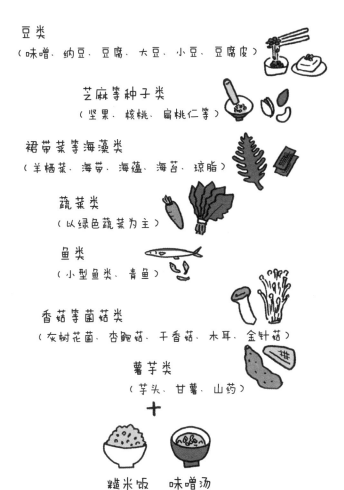

豆类
(味噌、纳豆、豆腐、大豆、小豆、豆腐皮)

芝麻等种子类
(坚果、核桃、扁桃仁等)

裙带菜等海藻类
(羊栖菜、海带、海蕴、海苔、琼脂)

蔬菜类
(以绿色蔬菜为主)

鱼类
(小型鱼类、青鱼)

香菇等菌菇类
(灰树花菌、杏鲍菇、干香菇、木耳、金针菇)

薯芋类
(芋头、甘薯、山药)

+

糙米饭　味噌汤

图4　日式传统食材中高 N/C 值的食物

　　这些食材除了营养丰富以外，还富含优质的膳食纤维，充分摄入后能够有效促进排便。

　　虽然有不少人认为喝酸奶对改善便秘问题很有效，但我还是更推荐您尝试一下这种"糙米＋味噌汤＋传统食材"的组合。

　　相反，蛋包饭、意大利面、咖喱饭、炒面、三明治、方便面、比萨这些食物，缺少矿物质和维生素，热量还很高，属于低 N/C 值食物，不仅很容易让人发胖，而且对健康也没有好处。

　　如果早餐吃面包，中午和晚上吃低 N/C 值食物，还要拿点心当零食，一周喝好几次酒，肯定很容易就变胖了。

　　与其说自己天生就是易胖体质，或者因为工作、生活繁忙而无暇运动，倒不如好好反省一下自己这种不健康的饮食习惯，这才是减肥过程中最重要的事。

　　当然，我并不是说这些食物一点儿都不能吃，点心、酒水也半点儿都不能沾。

　　当我们能够正确判断哪些食物是必需的，哪些食物是多余的，就不会对后者上瘾。偶尔吃点儿自己的"心头好"，也不会一下子就胖起来。只要在吃了低 N/C 值食物后，再吃一些高 N/C 值的优质食物作为弥补，就能够保持饮食的总体平衡，这对减肥而言十分重要。

说了日式料理的不少优点，但还需要注意的是，这种饮食也存在一个缺点。

日式料理中含的糖和盐太多了。

日式料理常使用砂糖调味，会让我们在主食以外摄入大量糖分。

和欧美人相比，日本人的盐分摄入量更高，也比欧洲人更偏好高盐食物。为了预防高血压和水肿，饮食必须清淡一些。

吃不胖的油让你瘦下来

⊙ **你吃进去的是"好脂肪"还是"坏脂肪"**

在蛋白质、脂肪、碳水化合物这三大营养成分中，脂肪的"致胖能力"仅次于碳水化合物，所以我们必须控制脂肪的摄入量。

过去，主流的减肥方法有两种，一种是减少碳水化合物摄入，另一种是减少脂肪摄入。

在第二章中我已经说过，很多人都有碳水化合物摄入过量的问题，而且很多碳水化合物也不适合大量摄入，因此我们必须格外注意碳水化合物的摄入量和摄入方式，当然，过分减少碳水化合物的摄入也对人体不利。

脂肪也是如此，完全不摄入脂肪是非常危险的，会损害健康。但是现在仍然有很多人认为"脂肪一经摄入就会全部转化为体脂，不管怎么样，还是完全不吃比较好"。

实际上，脂肪分为两种类型，一种是不吃为妙的"坏脂肪"，另一种则是应该积极摄取的"好脂肪"。

如果我们完全不摄入脂肪，就会导致皮肤干燥、发质受损。无数细胞组合成了我们的身体，而包裹在这些细胞外部的细胞膜正是由脂肪构成的。

脂肪还是生成人体不可或缺的激素的重要材料，如果缺少脂肪，我们就无法有效增加肌肉，我们的身体会不那么健康，女性还会出现月经不调、经期综合征等问题。

想深入了解脂肪，首先要了解脂肪分解后产生的脂肪酸。

根据食物来源不同，脂肪酸可分为饱和脂肪酸和不饱和脂肪酸。

饱和脂肪酸就是我们所说的"脂"。

不饱和脂肪酸就是我们所说的"油"。

要区分两种脂肪酸很简单。"脂"就是常温下呈固态的肉类脂肪，经加热后仍能保持一定程度的固态形状。如果摄入脂类物质，需要消耗大量的能量才能将其消化，所以饱和脂肪酸很难被消化。

过量摄入饱和脂肪酸，会使血液变黏稠，形成血栓，所以我们要尽量控制饱和脂肪酸的摄入量。

不饱和脂肪酸，又可以分成 Ω-9 不饱和脂肪酸、Ω-6 不饱和脂肪酸、Ω-3 不饱和脂肪酸三种。

Ω-9 不饱和脂肪酸被称为一价不饱和脂肪酸，在人体内就可以合成，并不需要我们从食物中摄取。这种脂肪酸的代表是橄榄油，因为烟点较高所以很适合高温烹饪。

Ω-6 不饱和脂肪酸和 Ω-3 不饱和脂肪酸是我们人体必需的脂肪酸，它们不能在体内合成，要通过饮食摄入。

但是这两种脂肪酸的性质恰恰相反，日本人基本上都超量摄取了 Ω-6 不饱和脂肪酸，却几乎无法摄取到 Ω-3 不饱和脂肪酸。

我们日常饮食摄入的脂肪几乎都是 Ω-6 不饱和脂肪酸，比如油炸、烤制食品中所用的油，都是 Ω-6 不饱和脂肪酸。

Ω-3 不饱和脂肪酸在鲐鱼、沙丁鱼等鱼类中含量丰富，此外核桃、杏仁等坚果中，以及亚麻籽油、紫苏油中的含量也较多。通常来讲，我们都比较缺乏 Ω-3 不饱和脂肪酸。

Ω-3 不饱和脂肪酸和 Ω-6 不饱和脂肪酸具有相反的性质，我们必须警惕过量摄入 Ω-6 不饱和脂肪酸。

⊙ 过量摄入Ω-6不饱和脂肪酸会让人易胖难瘦

Ω-6 不饱和脂肪酸和饱和脂肪酸一样，会让血液变黏稠，而且会使人体内各种炎症恶化。过量摄入 Ω-6 不饱和脂肪酸严重时会引发脑梗死、心肌梗死和癌症等疾病。

Ω-6 不饱和脂肪酸还是公认的过敏性皮肤炎、花粉症的致病原因。过敏其实就是体内的炎症导致的人体排斥反应，因此过量摄入 Ω-6 不饱和脂肪酸往往会加剧过敏反应。如果体内的炎症不断恶化，也会影响身体吸收减肥所需的激素，最终让我们形成易胖难瘦的体质。

与 Ω-6 不饱和脂肪酸相反，Ω-3 不饱和脂肪酸有降低血液的黏稠度、软化细胞膜和抑制炎症等多种作用，是一种应该多摄入的脂肪酸。

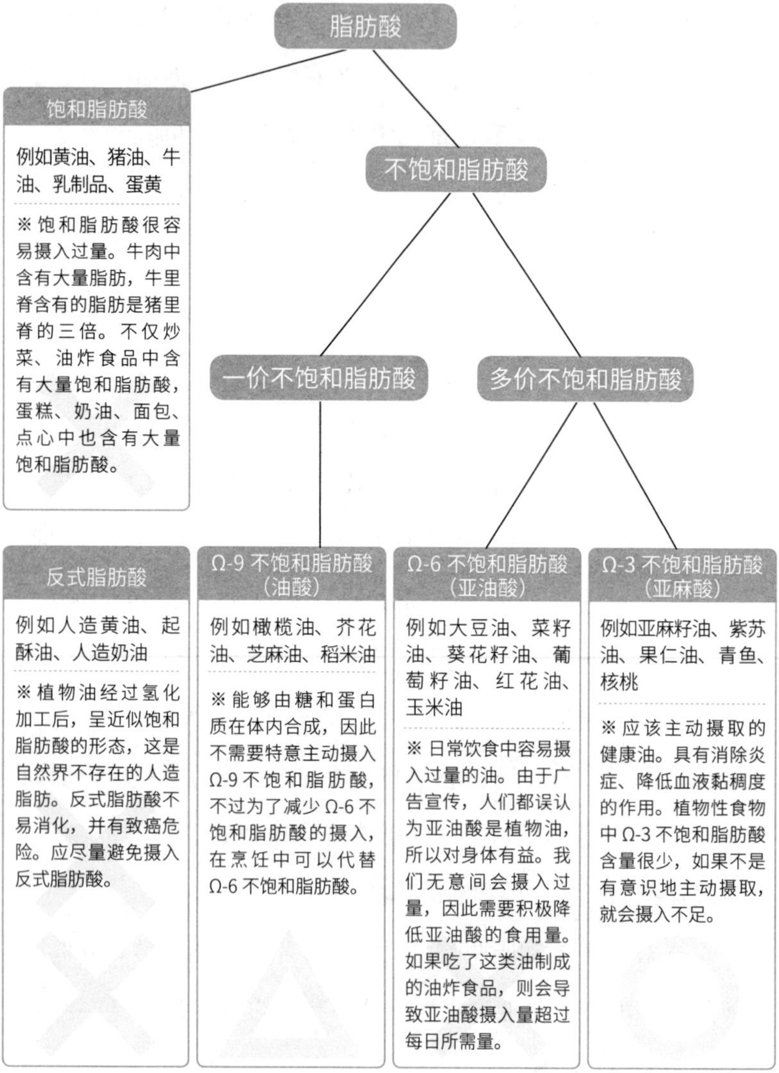

```
                            脂肪酸
          ┌──────────────────┴─────────────┐
  饱和脂肪酸                           不饱和脂肪酸
                               ┌──────────┴──────────┐
                         一价不饱和脂肪酸        多价不饱和脂肪酸
                                              ┌────────┴────────┐
```

饱和脂肪酸

例如黄油、猪油、牛油、乳制品、蛋黄

※ 饱和脂肪酸很容易摄入过量。牛肉中含有大量脂肪，牛里脊含有的脂肪是猪里脊的三倍。不仅炒菜、油炸食品中含有大量饱和脂肪酸，蛋糕、奶油、面包、点心中也含有大量饱和脂肪酸。

反式脂肪酸

例如人造黄油、起酥油、人造奶油

※ 植物油经过氢化加工后，呈近似饱和脂肪酸的形态，这是自然界不存在的人造脂肪。反式脂肪酸不易消化，并有致癌危险。应尽量避免摄入反式脂肪酸。

Ω-9 不饱和脂肪酸（油酸）

例如橄榄油、芥花油、芝麻油、稻米油

※ 能够由糖和蛋白质在体内合成，因此不需要特意主动摄入Ω-9 不饱和脂肪酸，不过为了减少 Ω-6 不饱和脂肪酸的摄入，在烹饪中可以代替Ω-6 不饱和脂肪酸。

Ω-6 不饱和脂肪酸（亚油酸）

例如大豆油、菜籽油、葵花籽油、葡萄籽油、红花油、玉米油

※ 日常饮食中容易摄入过量的油。由于广告宣传，人们都误认为亚油酸是植物油，所以对身体有益。我们无意间会摄入过量，因此需要积极降低亚油酸的食用量。如果吃了这类油制成的油炸食品，则会导致亚油酸摄入量超过每日所需量。

Ω-3 不饱和脂肪酸（亚麻酸）

例如亚麻籽油、紫苏油、果仁油、青鱼、核桃

※ 应该主动摄取的健康油。具有消除炎症、降低血液黏稠度的作用。植物性食物中Ω-3 不饱和脂肪酸含量很少，如果不是有意识地主动摄取，就会摄入不足。

图 5　建议食用的油和不建议食用的油

总的说来，Ω-3 不饱和脂肪酸和 Ω-6 不饱和脂肪酸的最佳摄入比例是 1∶4，也许有人会认为 Ω-6 不饱和脂肪酸应摄入高于 Ω-3 不饱和脂肪酸 4 倍的分量，那就要多吃一些 Ω-6 不饱和脂肪酸了吧。但实际上现代人的脂肪酸摄入比例中，Ω-6 不饱和脂肪酸可能达到 Ω-3 不饱和脂肪酸的 10 倍，甚至是 50 倍。特别是不爱吃鱼的人，有可能完全无法摄取 Ω-3 不饱和脂肪酸。

我们在日常的饮食中，应该尽可能多地摄入 Ω-3 不饱和脂肪酸，尽量不摄入 Ω-6 不饱和脂肪酸（图 5），只有这样才能保持营养平衡。

⊙ 减肥救星——"瘦素"

为了减肥，我们必须充分利用能够燃烧脂肪的激素。很多激素都具有这种作用，"瘦素"就是其中的一种。

瘦素是一种由脂肪细胞分泌出来的激素。当体脂增加时，为了保持体内平衡，脂肪细胞就会分泌瘦素以提高代谢，让身体更容易变瘦。

换句话说，人体本来就具备这样一种机能，能在体脂增长时将身体调整成易瘦状态，不让人变胖。

但是在现实生活中，却有很多由肥胖引发的疾病，"三高"问题也成为备受人们关注的社会热点。这究竟是怎么一回事呢？

这是由于现代人摄入了太多 Ω-6 不饱和脂肪酸和反式脂肪酸。

实际上，每当体脂不断增加的时候，脂肪细胞就会自动分泌出瘦素来调节人体平衡，但如果接收瘦素信号的接收器出了问题，就无法再准确接收瘦素传达的信号。这样一来，瘦素就无法再发挥作用。瘦素信号接收器发生故障，正是由于摄入 Ω-6 不饱和脂肪酸过量而引发的细胞炎症。

由于身体缺少 Ω-3 不饱和脂肪酸，而 Ω-6 不饱和脂肪酸又摄入过量导致细胞炎症，所以负责接收瘦素信号的接收器就无法正常工作。

前面谈到血糖值的时候，我也曾分析过，胰岛素分泌过多会导致血糖值失控，而我们的身体从分裂细胞到制造肌肉、燃烧脂肪，每个环节都需要激素。在制造这些激素时，我们要按照身体所需的量，摄入各种必需的脂肪，但是脂肪一旦摄入过量，就会对身体产生危害。

为了变瘦，我们必须正确摄入不饱和脂肪酸，也就是油。

最需要我们摄入的油，正是来自新鲜小鱼的鱼油，以及亚麻籽油和坚果类食品中所含 Ω-3 不饱和脂肪酸成分的油。

同时，我们还要尽量减少摄入来自动物的饱和脂肪酸，注意尽可能避免来自油炸食品和加工食品的 Ω-6 不饱和脂肪酸的摄入。

一天内只要吃过一次油炸食品，就会导致 Ω-6 不饱和脂肪酸摄入量超标，所以绝不要在一日之内吃两次以上油炸食品。

另外，如果加工食品的配料表中出现了"植物油"，我们也应明白这种食品中含有反式脂肪酸或 Ω-6 不饱和脂肪酸。

如果能够坚持日式料理的饮食习惯，基本上不会有太大问题，但是偶尔在外就餐或者吃西餐的时候，还是要严格控制上述"坏脂肪"的摄入量。

成功减肥的诀窍
在于肠道环境的健康

⊙ 改变饮食习惯让你不再便秘，减肥更容易

　　说到肠道环境，想必您首先想到的就是排便问题吧？特别是现在，据说每 4 位女性中就有 1 人有便秘的烦恼。

　　虽然没有数据显示便秘会导致肥胖，但是便秘的危害确实不少。从美容的角度来讲，便秘会导致皮肤粗糙和松弛；从健康的角度来讲，便秘也会引发过敏和免疫力低下等问题。

　　正在减肥的女性本来吃得就少，格外容易便秘。在这种

时候，我们往往会选择一些看起来简便易行的方式来解决便秘问题，比如通过食用蔬菜、酸奶来摄取膳食纤维和乳酸菌。

男性如果进食过多的肉类或加工食品，也会引起便秘，也就是肠道环境恶化。如果这位男士的饮食习惯本来就不健康，再加上吃得太多，就需要注意因肠道负担过重而引起的肠道环境恶化问题。

肠道环境是指肠道内细菌的平衡状况，包括肠道内有益菌和有害菌，以及负责调和肠道菌群并使肠道环境保持良好状态的中性细菌。

肠道环境之所以会恶化，就是因为吃的食物中不含膳食纤维，或者膳食纤维含量太少。

动物性蛋白中完全不含膳食纤维，加工食品中所含的膳食纤维也非常少，如果经常食用这些食物，就会导致肠道环境发生腐坏变化。

随着肠道环境腐化加剧、有害菌增殖，肠道环境就会进一步恶化，最终产生氨气等有害气体。这样不仅会让屁的气味变得更臭，还会引起口臭、体臭，使皮肤粗糙、油腻。

如果每天至少排便一次，体内就不会有垃圾滞留。肠道通畅，没有便秘困扰，我们不但会气色好、身体健康，也能很快减肥成功。

所以说，通过改善饮食习惯的方式来减肥，还能免除便秘困扰，可谓一举两得。

⊙ 多摄入水溶性膳食纤维，让肠道动起来

究竟怎么做才能保持肠道环境的平衡呢？

首先要增加膳食纤维的摄入量。

大家都不知道的是，膳食纤维其实也分水溶性和非水溶性两种。如果我们过多摄取了某种膳食纤维，反而会导致便秘。

很多人在吃了糙米饭后，会觉得腹胀，进而便秘。原因在于糙米中含有大量的非水溶性膳食纤维，在肠道内充分吸收水分后，体积会膨胀 10 倍。如果想把这些非水溶性膳食

纤维排泄出去，就需要水溶性膳食纤维的帮助。

海藻类食物中含有大量的水溶性膳食纤维，溶于水后会让食物变得黏稠。

大多数食物中都含有大量的非水溶性膳食纤维，而水溶性膳食纤维的含量很少。在饮食上，我们要多摄入富含水溶性膳食纤维的食物，比如海藻类、豆类、薯芋类、根茎类、菌菇类食物。

早餐加上水果就能补充水溶性膳食纤维。那些吃了糙米饭觉得腹胀的人，可以多吃些水溶性膳食纤维含量高的小麦，而小麦饭或者杂粮饭都是不错的选择。

为了改善肠道环境，还需要让益生菌活性化。提到益生菌，我们肯定会想到酸奶，但因为酸奶是乳制品，属于动物性食物，所以可能会使肠道内环境恶化。

如果你是喝了酸奶也没有效果的人，就不要强迫自己喝酸奶了。除了酸奶，纳豆、味噌、腌菜、泡菜等发酵食物中也含有益生菌，适当食用这些食物也能起到同样的效果。

⊙ 肠漏综合征：易引发各种疾病，食物不能被有效吸收，使人变胖

肠漏综合征，指的是肠黏膜上出现了洞，异物（蛋白质、细菌和病毒等）穿过肠黏膜而进入血液的病症。

肠黏膜上有洞，听起来就很恐怖。据说这种病症不仅会导致便秘和体臭，还会引发过敏性皮炎、花粉症、哮喘和食物过敏，所以有的人即便没有便秘困扰，但是如果有皮肤粗糙或者体臭严重等问题，也应检查一下自己是否有肠漏综合征。

本来肠黏膜是较强的防御屏障，正常情况下异物是无法自由进出的，但是如果肠黏膜有了洞，不仅病菌更容易进入，未消化的蛋白质也会趁机侵入，就会引起过敏。于是，由于矿物质和维生素吸收不良，虽然我们摄取了营养，却无法被好好吸收。

在前面的章节我们了解到，谷蛋白耐受也是引起肠壁受损的原因之一，而肠漏综合征正是肠道环境恶化的结果，因此一定要注意合理饮食。

　　另外，肠漏综合征还可能导致肥胖——明明特意降低了热量摄入，也吃得足够营养，但如果消化器官功能不佳，最终也达不到减肥效果。

　　为了预防和改善肠漏综合征，我们应该尽量避免食用动物性食物、小麦等谷物以及酒精，积极摄取水溶性膳食纤维和能够保护肠壁健康的 Ω-3 不饱和脂肪酸。

如何区分易胖食物
和吃不胖的食物

⊙ 工业加工食品让你更易发胖

大多数容易发胖却很难瘦下来的人，都是因为不必要的食物吃得太多，而必需的营养成分又摄入不足。

人类要想长寿，只吃适量的营养价值高的食物就好，我们真的没有必要让自己吃得很撑。

像现代社会这样，食物唾手可得、美食尽可享用的状态，也不过是人类漫长历史中最近才有的事。

从远古时代开始，人类就长期与饥饿作战，为了能在恶劣的环境中生存，人体形成了超强的适应环境的能力。而如今不愁温饱的生活，反而让我们适应环境的能力大不如前，即使没有生存压力，我们的身体依然特别爱节省能量。

您一定观察到了，现在出现了很多连杀虫剂都杀不死的蟑螂，这正是人类大量使用杀虫剂的结果——存活下来的都是对杀虫剂有抗药性的蟑螂。

为了能够忍受饥饿，我们的身体习惯于把点滴营养都转化为脂肪储存起来，这种能力是人类进化的必然结果。然而现在我们羡慕的那种无论吃多少东西都能代谢掉，怎么吃都不胖的人，在饥荒年代无疑会被饿死。

相反，在随时随地都能买到食物的现代，那些吃了东西很容易变胖，又容易生病的人，也会因为适应不了现代环境而惨遭淘汰。

最终，遗传下来的都是肥胖而不容易生病的基因……这种情形光是想想都觉得很可怕吧。

我们的身体最需要的是新鲜食物，而新鲜食物从来都是不容易得到的。比如广受欢迎的新鲜生鱼片，别说是在家，就是在餐厅都很难吃到。时令的蔬菜、水果也一样，经物流配送后，品质大多会下降。

也就是说，为了让消费者随时都能吃到想吃的，我们必须对食物进行化学防腐加工，以延长保质时间。

从前我们为了长时间保存食物，会通过干燥、腌渍及发酵等方式对食物进行一些处理。这些食物保持了原本的天然形态，都是很好的。

然而现在有很多食物添加了大量的防腐剂。而且在大规模生产中，为了解决低品质食材风味不佳的问题，还会放入食品添加剂，使其口感、色泽和形态变得更好。

价格越便宜的食物，其生产原料成本就越低，而且都是大规模生产下经过人工加工，可以长时间保存的食物。

日本厚生劳动省公布了人体每日所需的营养成分标准，但这并不意味着我们每日都必须摄取这些量才行。以达到营养成分标准为前提，"七分饱"其实对健康更有好处，因此我们应该少量摄入营养价值高的食物。

机械化大生产的过程中，食品添加剂是不可避免的。大规模生产必定会产生大规模库存，生产商为了保持食物的风味，同时降低成本，会使用化学合成的调味料和防腐剂，为了让食物看上去更美味，甚至会添加人工染色剂。

总之，出于以上这些原因，我们不得不使用各种食品添加剂。否则完全没必要白费力气徒增工序，更何况使用食品添加剂也会增加成本。这些为了流通才使用的添加剂对人体毫无益处，我们完全没有必要摄入。

那么，我们为什么还会购买这些含有添加剂的食物呢？

恐怕还是因为价格更便宜，购买更方便，更能够满足我们对美味的追求吧。

◉ 买贵 3 倍的食物，就能降低长胖的可能

让我们来总结一下如何辨别易胖食物和吃不胖的食物吧。

首先，哪些食物会让人发胖？

易胖食物大多是非天然的食物。

判断的标准是，食物经过了多少深加工，添加了多少化学合成物质。

点心就是典型的易胖食物，特别是超市出售的那些甜面包、巧克力、泡芙等甜点，大多含有大量深加工的糖和反式脂肪酸，而且还添加了相当多的香精和防腐剂。

我不是让您完全不吃点心，如果无论如何都要吃的话，要尽量选择不含添加剂的优质点心。

并不是说吃了优质点心就不会长胖，而是优质点心会选取优质原材料，相应的价格也更高。购买这种少而精的点心时，因其价格昂贵，我们自然就不会买太多。

实际上，对于那种每天都离不开巧克力、蛋糕的会员，我会建议他们"买价格贵 3 倍的食物"。

如果把以前常吃的超市售价 200 日元的甜点，都换成商场里 600 日元的蛋糕，您一定不会经常买来吃了。这样一来，吃甜点的频率自然也就降低了。虽然分量只有原来的 1/3，满足感却是以前的 3 倍，所以请选择添加剂更少的优质点心吧。

不仅点心如此，批量生产的便当中也同样含有大量添加剂。便当里的梅干和腌菜，是不是一眼就能看出使用了大量色素？在这样的便当里，其他食物中也很有可能添加了化学合成的调味料和防腐剂。

分量很多的米饭、重口味的油炸配菜，再加上分量极少的蔬菜，完全不能保证营养成分充足，减肥时吃这种便当是非常不明智的。

还要注意的是饮料，水和茶以外的饮料都不适合在减肥过程中饮用。零卡路里饮料、浓缩蔬果汁的危害性我在第二章已经讲过，不只是减肥时期，为了健康着想，我们也要更加警惕这类饮料的负面作用。

看到这里，我想您可能更不清楚应该吃什么才好了。

其实我们要铭记在心的只有一点，不要吃那些随时都能买到的廉价食物。

从心理的角度来说，如果一饿就总想吃点儿什么，或者一日三餐每餐都不落下，而且总想着要吃到饱为止，那就永远都瘦不下来。

稍微觉得有点儿饿的话，只要忍一忍还是可以不吃东西的。血糖值一降下来就觉得焦躁不安、注意力不集中，都是

我们之前不健康的饮食习惯导致的。如果能够稍微改善一下
饮食习惯，提高对血糖值的控制能力，我们就不会觉得肚子
一饿就非常难受、注意力不集中了。

在外就餐虽然也相当"危险"，但只要不是特别廉价的
餐馆，一般来说都会比超市出售的食品要安全可靠。最近也
出现了许多注重食品安全的有机食品餐厅。

如果更注重物美价廉的话，尽管这些餐馆的食物也难免
会有口味太重、太过油腻或者营养不均衡等问题，但从添加
剂方面来考虑，还是比超市要好一些，而且我们可以自己选
择菜式。

⊙ 吃不胖的食物，一般都是保持了原有形态的食物

那么，吃不胖的食物有哪些呢？

首先要强调一点，就算是吃不胖的食物，如果吃太多也
肯定是会胖的。

不管是多么不易发胖的食物，如果吃得太多，摄入的热
量超过了消耗的热量，热量也会变成脂肪堆积在身上。相
反，就算是吃了易胖的食物，如果只吃一点点的话，也不会

那么容易变胖。

所谓的不易发胖，考虑的是饮食与健康的平衡关系，千万不要误以为吃不胖的食物不管吃多少都不会胖。

吃不胖的食物，一般都是保持了原有形态的食物。其中，最值得推荐的当属未经过烹饪的生食。

具体来说，吃不胖的食物就是蔬菜、水果、生鱼片、海藻类、菌菇类和薯芋类等高 N/C 值食物。

在超市选购食品的时候，一定要仔细查看包装袋上的原材料名称。在第一章里我已经介绍过，如果原材料名称里只如实写着食品名称，没有任何添加成分，那么这就是相当不错的选择了。

另外，原材料名称都是根据含量多少按顺序排列的，对身体有害的成分位置靠前的话，就一定要多加注意。

通常我在超市里购买的食物，就只有矿泉水、香蕉、地瓜干和无盐混合坚果这几样。

现代社会想要确保买到更加天然的食物，也是相当不容易的。

可能有人觉得不可思议，难道吃不胖的食物就只有这些吗？当然，我们并非只能吃这几种食物。

就算是吃了易胖的食物，只要能在其他方面保持营养平衡，也是没有问题的。至于如何取得平衡，就因人而异了。

只要我们在吃得不过量的基础上，养成少量进食营养价值高的食物的习惯，就非常不错了。为了养成这样的饮食习惯，我们要清楚各类食物中含有多少营养成分。

那种"只吃 ×××，一生都不会再胖"的说法，我是绝对不信的。

这样喝酒不会胖

喝酒就一定会变胖，这句话也对、也不对。之所以这么说，是因为我们只要稍稍改变一下饮酒的习惯，结果就会完全不同。

酒精本身含有一定的热量，在被身体吸收并储存之前，就会自行燃烧殆尽，所以也被称为空热量。

也就是说，光喝酒是不会变胖的。

喝酒最大的问题有两个。

第一个问题是酒水中糖分的含量有多少。

酒可以被分为两种类型。

- 酿造酒：包括日本酒、葡萄酒、啤酒等。
- 蒸馏酒：包括烧酒、威士忌、白兰地等。

酿造酒是由谷物或果汁等经过酒精发酵而成，因此含糖量很高。

蒸馏酒是将酿造酒通过蒸馏工艺，令酒精挥发后得到的高浓度酒，蒸馏可减少糖分。

如果大量饮用酒精度数低、糖分含量高的啤酒，通常比喝含糖饮料还容易发胖——利口酒（餐后甜酒）和鸡尾酒就更不用说了。

如果每次都喝 3 杯以上这类的酒，光是糖分就已经严重超标了，更不要说还摄入了大量酒精。

显然，喝了不会发胖的酒是烧酒、白兰地、伏特加和威士忌等蒸馏酒。因为这些蒸馏酒不含糖分，所以喝一些没有问题，但如果用高糖分的饮料来调制蒸馏酒的话，对于控制热量来说就没有任何意义了。

是不是日本酒、葡萄酒、啤酒等酿造酒就完全不能喝了呢？这就要看怎么喝了。

喝酿造酒的关键在于，不喝廉价酒。可以说所有的酒都一样，价格低廉的酒中所含的杂质更多，会加重肝脏的负担，酩酊大醉后对身体也会造成很大伤害，所以喝好酒，微醺即可，这一点请一定要牢记。

比如想喝乌龙烧酒的话，就要选用优质的烧酒和乌龙茶来调配。为了避免摄入糖分，注意不要选用含大量添加剂的低卡气泡酒。

第二个问题是下酒菜。喝酒会发胖的原因，很多时候在于喝酒时一起吃下去的东西热量太高。

喝酒会令人食欲大增，也会让身体更容易吸收脂肪，所以喝酒时吃什么就很重要了。

首先要尽量避免在喝酒时摄入碳水化合物。如果喝不含糖分的酒，那么食物按照日常的分量吃就没有问题；但如果喝的是酿造酒，那么最好少吃一点儿，千万不要喝完酒再来一份收尾拉面。

即便要吃富含碳水化合物的食物，也一定要搭配一些蔬菜、菌菇类和海藻类食物，这样就能有效抑制血糖值上升。

另外，秋葵、山药、朴蕈等黏液较多的食物也具有同样的效果。

到底什么样的下酒菜最适合减肥的时候吃呢？答案还是日本传统食材。

比如这些食材就都很适合：生鱼片、生牛肉片、海鲜汤、坚果、毛豆、海藻沙拉、凉拌蘑菇。

为什么日本传统食材最适合下酒？

大家都知道肝脏能分解酒精，同时也要消耗掉维生素和矿物质（B 族维生素、镁、锌），而这些都是燃烧脂肪所必需的营养素。

这些营养素也是促进糖类代谢、蛋白质合成和保持体内酵素活性的必需营养成分，如果这些成分在酒精分解的过程中被消耗掉了，我们就会变成易胖难瘦的体质。

所以在喝酒的时候，我们要有意识地补充这些营养素，确保自己在饮酒后的第二天能够快速恢复元气。

通过合理的断食来减肥，不会反弹

◉ **断食的最大目的在于排毒**

本书到现在为止，一直在介绍怎么吃才好。在这一章的最后一部分，我想谈一谈"不吃"的作用——其实也就是"断食"。

这几年，"轻断食"这个词渐渐流行起来，大家对断食的概念也稍微有了一些了解。因为大家对"断食"这个词的固有印象太过深刻了，所以通常我都用"斋戒"（与断食同义）来代替，推荐给会员。

一段时间内什么都不吃的话，当然会变瘦，但是斋戒的目的并不在此。

斋戒的最大目的在于解毒（排毒）。

人体内有很多难以消化的食品添加剂和有害的细胞残骸。

所谓排毒，通常是指通过半身浴、岩盘浴、锗温泉、桑拿浴等让身体不断流汗，或是借助按摩让身体排出毒素。这些方法都是通过皮肤和内脏来排毒。当然，还可以通过运动的方式让身体排出毒素。

也有很多人尝试了上述这些方法，却始终不见成效。

我在健身中心也见过不少认为自己需要排毒的会员，他们尝试了排汗、按摩、运动等方法，但似乎都没有明显的效果。

如果要寻找发汗、按摩以外的排毒方法，斋戒就是一种很好的选择。

在德国、美国等医疗技术先进的国家，早在几十年前就把斋戒当作一种医疗手段了。斋戒能够有效促进人体排毒，进而提高人体自身的免疫力和抵抗力，已经作为一种有效的医疗手段而广为人知。

这样的绝食疗法虽然已经在海外被广泛接受，但是在日本，只要一提到斋戒，大家的第一印象就是宗教修行，因此这种疗法就有了"轻断食"这个名称，被当成一种时尚的减肥方法。

我想向您推荐的，并不是医疗领域的绝食疗法，而是摄取低热量、高矿物质、高维生素的发酵饮品，这是一种以健康为目的的断食。

医疗领域的断食，通常是在 2 周内只能喝水，因此有一定的危险性。我所说的这种方法，在日常生活中也能安全进行。

对现代人来说，肚子饿了就要吃东西，这是理所当然的，所以我们向来对"不吃"这个选择敬而远之。但如果体内积累了毒素而导致身体虚弱，那么断食恰恰是解毒的最佳办法。

人类以外的动物，在身体变差或生病的时候，都不会吃东西，静养恢复。唯独我们人类，在生病的时候会吃药，并吃大量有营养的东西。

那么，到底哪种做法才是最符合自然天性的做法呢？答案是显而易见的。

确实，现代医疗手段能够治疗很多重大疾病，我并不主张完全不用药，或者不去医院接受诊断。

但现在的日本人过于依赖医疗保健手段，可能生物与生俱来的那种自我治愈能力都逐渐退化了。

⊙ 断食能减肥，还能带来精神上的成就感

就减肥来说，斋戒是非常有效的手段。只要什么都不吃，体重肯定会下降。但是我认为最重要的，还是身体的生理反应和精神层面上的调理。

从生理反应来看，斋戒能够改善我们平时饿了就要吃东西的习惯。肚子感觉饿，是一种血糖值下降时身体想要提高血糖值的生理现象，一般情况下，只要血糖值一下降，我们就会通过进食来提高血糖值。这种行为不断重复的结果是，我们的身体会变得爱"偷懒"，不再努力燃烧体内的能量以提高血糖值。

因此，要调节我们对血糖值的控制能力，方法之一就是在感到饥饿时忍住不吃东西，这样身体就会燃烧脂肪来提高血糖值。一旦习惯了这种状态，身体也会慢慢适应，血糖值会变得不容易下降。

这样一来，我们就会不容易感到饥饿，从而能够有效防止暴饮暴食，也能够从容做出"不吃"的选择。

伴随着生理反应的改善，斋戒需要持续 3 ~ 6 天。虽然只是短短几天，但是恐怕很少有人有过这种坚持好几天什么都不吃的经历吧？

能够坚持下来的关键在于，数日的斋戒体验能给我们带来精神上的成就感。

要注意的是，在斋戒结束后不能立即恢复原有的饮食习惯，在恢复期的最初几天里，要尽可能先少量进食易消化且营养丰富的食物。

斋戒确实很难坚持，但是对于总是因为控制不了食欲而反复发胖的人来说，一旦能严格执行斋戒计划，成功控制自己的食欲，就能充满自信地坚持减肥。

斋戒能够有效排毒，还能改善我们生理、心理两方面的状态，打开燃烧脂肪的开关，让我们能够在斋戒结束后也不会反弹，逐步燃烧脂肪，有效减肥。

关于如何正确斋戒，请一定要认真了解后选择正确的方法来执行。千万不要图一时方便，毫无准备地选择只喝水或只喝超市销售的蔬果汁之类的方法。

CHAPTER **4**

运动饮食1∶9，
轻松减肥不反弹

专业健身教练告诉你

- 如果运动没效果，那么停止后体重反而会下降

- 运动最多每周 2 次就够了

- 最佳减肥运动：走路和倒立

- 千万不要用暴饮暴食来减压

- 去吃那些能让你真正品尝到美味的食物吧

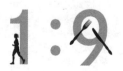

1:9

减肥是"加法"与 "减法"的平衡

⊙ **坚持运动、节食难，体重反弹却很容易**

本章将再次向您重申本书的宗旨：要想减肥，不能只注重运动，而应该认真改善自己的饮食习惯。

毕竟，我作为一名健身教练绝不认为运动对减肥来说是完全没必要的。毫无疑问，如果能够坚持运动，肯定能取得更好的减肥效果。

但我想告诉您的是，如果没有基本的减肥知识作为指导，而是一味地想要以运动为主，再加上拼命节食来减肥，最终只会让您面临反弹，希望您千万不要在减肥时误入歧途。

节食确实可以有效减少热量摄入，同时再进行运动还能增加热量的消耗，这样一来体脂就会不断消耗，从而让我们实现减轻体重的目标。但我认为这样的减肥方式并非我们生活的常态，而且没有计划性。

想要减肥，不能在定下一个目标后就拼命节食、运动，一旦达到减肥目标后，便立刻回到以往的生活状态，而应该在成功减肥后，继续坚持一段时间减肥时的生活习惯，慢慢地恢复以往的生活状态，只有这样才能保持减肥的成果。

世界上的减肥方法层出不穷，每种方法都标榜自己是最简便易行的，好让消费者动心。其实各种减肥方法的核心模式就是控制热量摄入，同时增加热量消耗。

道理大家都懂，每个想要减肥的人都知道，减肥必须"管住嘴，迈开腿"。健身教练和营养师在指导大家减肥时也把这一点视为理所当然。

可惜我们之所以需要减肥，正是由于人类做不到这样"理所当然"的事情。我们总是容易吃太多，而且吃下的大多是对人体无益的东西，所以减肥的关键在于增强意志力，控制自己过盛的食欲。

　　"管住嘴，迈开腿"这道理谁都知道，关键在于我们怎样才能做到这一点。

　　我在第二章中讲过，减肥不能做加法，而应该做减法，但是肥胖的人，往往更喜欢做加法。

　　每个人每天都同样拥有 24 小时，谁都不可能凭空多出 2 小时。如果我们不断地向这有限的 24 小时里添加新的任务，结果会如何呢？肯定会让身体垮掉。减肥也是如此，一味地做加法，会让我们感受不到减肥的快乐，只会觉得身体承受了太多的负担。

　　跑步、游泳、喝有减肥效果的保健品，这些都是在做加法。当然，如果能够坚持跑步、游泳，并能乐在其中，那是再好不过的。

　　但如果是为了减肥而不情愿地运动，是坚持不了多久的。如果在这么辛苦运动的同时还要节食，那简直就是雪上加霜，我们会变得格外渴望食物，感觉减肥的每一天都是煎熬。当这样的生活难以为继的时候，一直以来积压的负面影响会突然暴发，体重就会报复性反弹。

哪怕真有喝下去就能变瘦的保健品，我们难道能为了保持减肥的效果，就坚持一辈子都喝这种保健品吗？显然是不可能的。

⊙ 增加运动量不如消除致胖因素

要想成功减肥，最重要的是减掉生活中那些会增加你变胖压力的因素。

仔细想一想，哪些事情是我们必须戒掉的？

其实大可不必一次性地把所有的事情全部戒掉。如果您以前每天都吃冰激凌，那就每隔一天吃一次；如果您以前喜欢吃高热量的食物，那就换成低热量的食物；如果您习惯每天小酌一杯，那就一次少喝一点儿，或者把以前习惯喝的日本酒或啤酒，换成烧酒或威士忌……改变从点滴做起，让自己逐步适应这种新的生活状态。

如果怎么都戒不掉这些"难瘦"的生活习惯，您就没法减肥成功。

　　有不少人认为减肥最重要的就是运动，于是强迫自己每天都运动，与此同时还坚持极端严格的饮食方案。长此以往，不光减不了肥，还会徒增压力，终有一天会因坚持不下去而反弹。

　　总之，以运动为中心或是极端控制饮食的减肥方法，都很容易招致反弹。从长期的减肥效果来看，最好戒掉那些不良的生活习惯，采用均衡的饮食方案，同时坚持适量运动，这才是最不容易反弹的减肥之道。

如果运动不见效的话，趁早停止吧

⊙ 运动减肥没有效果，停止后体重反而会下降

很多向我咨询的会员都有这样的烦恼：已经做了那么多运动了，却一点儿都没瘦下来。

跑步也好，跳舞也好，肌肉训练也罢，为什么明明一直在运动，却始终看不到减肥的效果呢？究竟是什么环节出了问题？

每当我听到这种问题时，都会毫不犹豫地告诉他们："如果运动不见效的话，那就先停下来吧！"

让人意外的是，很多人都没有"停下来"的勇气，他们

担心如果一旦停下来不再运动，就会变得比现在更胖——其实这种担心完全是多余的。

根据各人体质不同，在停止运动后的 2 周内，体重反而会减少 2 ~ 3 千克。

这是为什么？

很多人都认为，停止运动，热量的消耗自然会减少，照理说身体肯定会变胖。如果只考虑减脂问题的话，在热量消耗变少的情况下，确实会变胖。

但是对有些人而言，运动只会在减肥初期有明显的效果，后来就慢慢看不到效果了，这都是因为他们的身体已经逐渐习惯了当前的运动强度。对于这些人来说，他们已经不再适合运动减肥了。

那为什么又会出现停止运动后体重减轻的情况呢？这是因为人体水分含量发生了变化。

这个问题解释起来太过复杂，在本书中就不加赘述了。简单来说，就是运动后我们的肌肉中会储存大量的水分。当我们的肌肉细胞中蓄满能量和水分后，体重也会随之增加。

虽然有的男性喜欢力量感十足的肌肉线条，但我相信女性是
不会乐于见到自己的四肢看起来过于强壮的。

无论出于什么原因，如果看不到相应的效果，我们自然
就没有必要再坚持运动下去。也许改变运动的强度和方法会
有些效果，但是依我之见，我们实在不必如此执着于运动。
结合我多年的经验来看，改善饮食习惯的减肥效果更明显。

如前所述，运动会大量消耗人体能量，因此我们会食欲
大增，这就导致我们反而吃得更多——即便没有吃得比以前
多，身体也会变得比以前更加容易吸收能量。

如果您拼命运动也没能改善体型，那么除非您对当前的
运动乐在其中，否则无论是换成其他类型的运动，还是从此
停止运动，都不会有任何效果。

⊙ 增肌不慎，想瘦下来的部位反而变胖了

有很多女性为了促进生长激素分泌、提高基础代谢，纷
纷选择进行肌肉训练。但有一点特别需要注意的是：盲目地
进行肌肉训练，有可能会练出与自己的理想体型大不相同的
体型。

　　在缺乏必要的理论知识的前提下进行肌肉训练，很容易失败。即便是找私人教练进行一对一的指导，由于教练对女性身材美的认知存在审美差别，最终的结果也难以如愿。

　　实际上，我经常听到女会员向我抱怨，原本就因为嫌自己的腿粗才来健身中心的，结果经过肌肉训练后，腿不仅没有变细，反而变得比训练之前更加粗壮了。

　　如果您事先没有充分表达自己的想法，不能与教练达成一致目标的话，那么最终的训练成果可能不是您想要的。

　　我们每个人现在的身材，除了天生的骨骼以外，多半是由我们日常的运动习惯和饮食习惯决定的。因此不做任何知识准备就盲目地运动，不仅不能改善我们的身材和体态，反而有可能让我们原本就耿耿于怀的部位变得更加明显。

　　经常有会员问我，原本是希望能让腿变细才开始跑步的，结果跑步以后不仅腿变得更粗，膝盖也开始痛了。之所以出现膝盖疼痛的症状，可能是因为运动过量，也可能是因为跑步姿势不正确。

　　无论如何，想通过增加运动量来消耗更多热量的做法是不正确的，因为这依然是在做加法。

如果想要更有效地利用时间，我们不应该增加运动的时间或次数，而应该重视运动的效率，这也正是本书的主旨所在：以改善饮食习惯为中心来减肥，不仅更高效，而且足够安全可靠。

那些一直坚持大量运动却没能成功瘦下来的人，一定要鼓起勇气果断地停止运动，考虑改善自己的饮食习惯。

而那些为了能大胆吃而运动的人，在停止运动后，进食的冲动也会随之减弱。

改善饮食习惯，甚至能让您的食欲随之改变，拥有吃不胖的体质。

运动最佳频率——每周 2 次就够了

⊙ 每周健身几次更有效

当我在健身中心做健身教练时，经常遇到前来减肥的会员说："最好还是每周来个三四次吧。"甚至还有人说："我尽量每天都来锻炼。"他们一上来就开足马力，全力以赴地开始运动。

每当这个时候，我都会以健身教练的身份向他们解释"超量恢复"的理论。

超量恢复（exceeding compensation，亦称超量补偿），就是指人类的肌肉在训练后会有一定的疲劳、损伤，其恢复需要 24 ~ 48 小时，而超量恢复后的肌肉会比训练前更强大。

换句话说，如果我们每天都运动，那么肌肉就会始终处于疲劳状态，肌肉量就无法增加，反而很难见到训练的效果。

相关研究表明，对比每周训练 1 次、2 次和 3 次的人，每周训练 2 次的人比每周只训练 1 次的人的训练效果好 1 倍；而每周训练 3 次的人和每周训练 2 次的人相比，则没有太大的变化。

当然，和每周训练 2 次相比，每周训练 3 次的效果还是多少有些不一样的地方。每周训练 3 次不光训练效果更好，所消耗的热量也是每周训练 2 次的 1.5 倍，因此很可能就有人会认为，如果可以的话，每周应该训练 3 次。

请好好回想一下我之前讲过的减肥的加法与减法。

根据我的经验，越是坚持每天都来健身中心的会员，放弃的概率也越高。

当然，我指的并不是那种能够享受运动乐趣，坚持每天运动的会员，而是指那些突然出现之后就天天报到，从游泳到桑拿，把健身中心的每种设施都用个遍的人——这些人在办了月卡之后，认为这么多免费的设施不用就太可惜了，于是每天都坚持来健身中心报到。

但往往正是由于这种想法才让人更容易反弹。

⊙ 越努力越容易形成反弹

我们必须弄清楚的是，为什么身材会变成现在这个样子。

如果是每天毫无节制的饮食习惯造成的，那么盲目的"不管怎样，先运动起来就能变瘦"的减肥法，就算能取得一点儿成果，也无法长久坚持下去。遇到一点儿挫折，就可能让减肥的动力全无，就此放弃。

这种以运动为中心的减肥，因为大量消耗能量，会让人产生强烈的饥饿感。如果再加上毫无规划地节食，就很容易导致反弹。

当然，也没有必要制订太过详细的计划，因为我们的身体不可能在短时间内发生急剧变化，所以我们要制订以 3 个月为目标的可持续训练计划。

　　每周 2 次，坚持 3 个月的话，一共要运动 24 次，再稍微注意下每天的饮食，就能让身体发生巨大的变化。当然了，如果有私人健身教练为你量身定制方案，那么你一定能拥有更加理想的身材。

　　如果急于通过激进的方法来减肥，不但身体吃不消，心理也无法承受这样大的负荷。

　　那些对运动有着特殊情结的人，大多认为只要运动，身材就会随之发生变化。但是无论是靠运动还是节食来减肥，我们身体的变化都是非常缓慢的。

　　仔细回想一下，你的身材是突然变成现在这样的，还是在你不知不觉中变成现在这样的？

　　是的，正是因为身材的变化慢到几乎让我们感觉不到，所以减肥时也不能太着急，给自己 3 个月的时间，制订能够坚持下去的计划，这一点非常有必要。

减肥时，不要纠结于选择哪种类型的运动，或总是考虑哪种运动有效果，哪种运动没有效果。不可否认，确实有那种既安全又有效的训练方式，比如有氧运动最好在肌肉训练之后，游泳比跑步更有益处等。但在我们刚开始运动的时候，完全没有必要考虑得如此周全，只要让自己的身体先动起来，养成每周运动 1 ～ 2 次的习惯就好。

减肥不是以运动为主，而是以饮食为主。只要每周运动 1 ～ 2 次，就足够让我们的身体产生变化了。

最佳减肥运动——走路和倒立

这一章原本是要介绍运动的，但是到目前为止都没讲什么关于运动的内容。

从理论上讲，如果只是减肥的话，完全没有必要特意去健身中心做运动。

话虽如此，如果你非常喜欢运动的话那当然再好不过，运动可以强身健体，原本就是一种非常有益的行为。

但如果你是为了减肥才强迫自己去运动的话，那就完全没有必要花钱让自己遭罪，花同样的钱请减肥专家反倒更有效。

虽然健身教练也具备减肥的相关知识，但显然，营养师和心理咨询师才是减肥方面的专家。

⊙ 散步减肥不花钱又有效

什么运动既不花钱又能减肥呢？

答案很简单，散步，也就是走路。据说比起站立和久坐，走路才是最适合人类的基本姿势。也就是说，当我们感觉身体不适时，只要走走路就好了。

当然了，散步的时候穿高跟鞋或皮鞋可不行，一定要穿适合走路的鞋，坚持走上 3 个月，我们的身体一定会发生巨大的改变。

我们不需要每天走好几个小时。如果每天都坚持走路的话，可以在每天上下班的"最后 1 千米"选择步行，或者不坐电梯改走楼梯。用计步器来记录自己的步行成果就非常不错。

现在智能手机上的 APP（application 的缩写，应用程序）也能记录每天走的步数和距离，如果一天能步行 8 000 步以上，这样的运动量就已经非常可观了。

这种程度的运动轻松无负担，还能改善我们的体质，提高内脏功能和新陈代谢功能。

如果不满足于每天 8 000 步的运动量，还可以每周 2 次找机会在家附近走 30 ～ 60 分钟，这样既不花钱又能锻炼身体，一举两得。

其实就算不散步我们也不会变胖。如果只是为了减肥，只控制饮食不散步也行。但如果一直不运动，身体的机能就会慢慢退化。

不是站着就是久坐，累了就躺倒，这样的生活日复一日，我们就会失去走路这种唯一天然且适合人类的运动方式了。

⊙ 倒立能够减肥抗衰老，让人更健康

另一种值得向大家推荐的运动就是倒立。

很多人在小时候玩过倒立，但长大后就很少有人再倒立了吧。

近年来，人们认为倒立能够抗衰老，据说每天都坚持倒立就能长寿。

我们人类是双脚直立行走的动物，但是我们的祖先却是四脚着地行走的——我们现在这双灵巧自如的手，也曾是站立在地面上的一双脚。所以说，我们的双手完全具备支撑身

体的机能。

倒立很简单，只不过是保持着双手举过头顶的动作，让整个人反过来而已。但因为我们的双手平时并不需要支撑体重，所以对一般人来说，要用双手来支撑全身的重量还是有些难度的。

借助墙壁也许就能帮助我们成功倒立了，可以尝试靠墙壁来倒立，但是如果腿部力量不够的话，有些人甚至连蹬着墙壁倒立的动作都做不到——有这种情况的女性特别多。

即便能够靠墙倒立，很多人还会面临一个问题。当我们无法用手臂来支撑自己的体重时，肘部就会不停颤抖，体重越重，手腕就越痛苦难耐，所以体重超标的人，最好不要勉强尝试倒立。

倒立还有另一个问题，那就是持续时间。在倒立过程中，血液慢慢流向头部，我们会变得满脸通红，但当我们站立时，却不会聚集这么多的血液，这又是为什么呢？

因为我们腿部的肌肉会像水泵一样，一刻不停地将静脉血液输送回心脏，但我们手臂和脖颈处的肌肉，却没有这种力量，所以倒立时血液就会逐渐下降，最终让我们的头部充血难受。

实际上，每天都坚持倒立的话，身体就会逐渐习惯头部充血的感觉，倒立时支撑身体也会变得不再难以忍受。

如果我们能够适应倒立的状态，那么上半身就会像下半身一样，逐渐拥有让血液回流到心脏的力量，这不仅能够改善我们肩膀酸痛的问题，还能令女性的双臂线条更加纤细。

倒立还可以改善内脏下垂的问题，消除面部、下半身浮肿等。

我们不需要做到倒立行走这种程度，仅仅倒立就可以强化我们的肌肉，预防肩膀僵硬，能有效锻炼我们的上半身肌肉。

如果确实无法倒立，也可以选择俯卧撑这种方式来用双臂支撑身体的重量。如果能够坚持 1 分钟左右，就可以试着将脚搭在椅子等较高的地方来增加手臂的负荷，这种运动方式也十分有效。

在我看来，走路和倒立（图 6）这种程度的运动就足够让人成功减肥了。

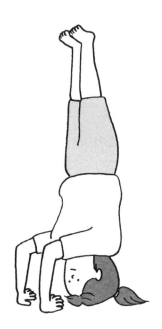

图6　倒立的方法

　　头顶着地的三点式倒立法更容易一些，也更容易辅助靠墙倒立。如果觉得这样做也很难倒立的人，可以选择面朝墙壁（通常先让头顶朝下），然后用脚蹬向墙壁，慢慢上升倒立起来。无论采用哪种方式，都必须选择宽敞的场地，在有人辅助的情况下尝试倒立。务必注意不要受伤。

　　当然，如果你的目标是塑造出更优美的身体线条，那么还是需要更有效的塑形方式。

　　运动能让我们拥有健美的身材，但想要减肥的话，必须以改善饮食习惯为首要任务。

　　现在就开始行动起来，从点滴做起，改变自己，3 个月以后你一定能迎来完美变身。

不要让减压成为暴饮暴食的借口

⊙ 压力下的暴饮暴食让人快速变胖

暴饮暴食是让人快速发胖的原因之一，而很多人暴饮暴食是为了减压。

其实，压力本身只会让人变瘦，而不会让人变胖。更确切地说，应该是"压力太大，想靠暴饮暴食来减压，结果变胖了"。

这种情况，往往错在"想要消除压力"上，因为人生在世，压力无处不在，无时不在。我们无法测量压力的大小，就连"不要焦虑"这种想法本身也给人一种压力。

当我们遭遇挫折时、忽蒙不幸时、对未来感到不安时……无论是因为工作还是生活，人总是难免会感受到压力，想把这些压力全部消除掉是不可能的。

为什么人们在感到有压力时总会忍不住吃太多呢？如果是没有理性的动物，通常只要眼前有食物就会吃，而且一旦吃起来，就会吃到饱为止——野生动物的所有行为都是为了获取食物。

但是我们很少见到肥胖的野生动物，只有人类和人类饲养的宠物、家畜才会肥胖。这是因为，只有人类和人类饲养的动物，才能够随时随地想吃就吃，而且一吃就会吃很多。

其实我自己也是一样，普通人如果没有特别坚定的意志力，只要面前的食物不是自己非常讨厌的，都会不由自主地吃下去。毕竟人也不过是一种动物，有食物就吃是动物的本能。

自从我成为健身教练以后，平时就不吃零食了，但如果面前有一袋开封的薯片，我也会忍不住吃一口。

⊙ 不买零食，远离易胖食物

可以看出，如果我生活在不利于减肥的环境之中，也可能发胖。万幸的是，我的眼前并没有那些诱人的食物，我自己不会去买，自然也不会有吃的机会了。

如果与你一起生活的家人总爱买零食回来，或者一同工作的同事喜欢与你分享零食，那么身处这种环境的你，很难做到不吃零食。

哪怕你尽量控制自己不要多吃，但受环境影响，一旦你因为某些原因，比如压力，而失去了自制力的话，很可能就此自我放弃，暴饮暴食起来。

要减肥，首先要改变自己生活的环境。

能得到家人的帮助是最好不过的，但在我们自己能够控制的范围内，也要尽量不买零食和容易发胖的食物，如果收到了零食就尽量分给别人。

不管有多大的压力，多么想暴饮暴食，如果面前只有西蓝花的话，也很少有人能吃下一整棵吧，也没听说过有谁把冰箱里的纳豆全部吃光的（当然了，如果你觉得吃纳豆能减

压的话，那么想吃多少就吃多少吧，因为纳豆是典型的吃了
不发胖的优质食物）。

无论如何，绝对不要在家里囤积那种开袋即食的加工食
品，也就是我们常吃的零食。

这些食物不仅没有营养，而且随时都能在超市买到，对
于保持健康的饮食习惯来说格外危险。当你去超市的时候，
尽量不要购买那些已经加工好可以直接吃的食物。

⊙ 防止暴饮暴食，养成两个习惯就够了

当你想要消减压力的时候，应该寻求暴饮暴食以外的方
法。唱"卡拉OK"、看电影、和朋友谈心、芳疗、按摩、买
衣服等，都可以消除压力。

让我们来做个总结吧，防止暴饮暴食最重要的两点：

● 不要买零食，家中不要囤零食。

● 除了吃之外，找到其他能够转换心情、消除压力的
爱好。

那些靠"吃"来减压的人，往往会在暴饮暴食之后，十

分后悔这种行为，甚至会对没有自控力的自己产生强烈的厌恶情绪，这些反而会使压力暴增。

　　为了终止这种恶性循环，我们必须坚持以上两种饮食习惯。

根据身体需求制订饮食计划，
获得不易胖体质

怎么都管不住自己的嘴，这不仅与意志力有关，也与个人的饮食观有关。

说到减肥，很多人都认为应该节食，实际上这是大错特错的。那些对饮食很讲究又能享受美食的人，是不会发胖的。

正如我在第二章中提到的关于巧克力的话题那样，想吃巧克力的话，就吃最高级的巧克力吧，这样才能真正享受到吃巧克力的幸福感。

而那些容易发胖，不怎么讲究吃喝的人，无论吃什么都容易吃很多，这样吃东西不过是为了果腹而已。

只有认真对待饮食的人，才知道该如何满足自己的味觉。

那些选择了易胖食物的人，实际上多数时候并没有选择真正的美味，无非是为了提高血糖值，只是填饱肚子而已。这样吃东西，就很容易选择低 N/C 值的食物，也就是垃圾食品。

如果用这样的食物来填饱肚子，就算能提高血糖值，因为并不能满足身体对营养素的需求，所以体内的细胞会认为我们还没有吃饱，于是继续发出进食的信号。

那些不了解自己身体需要的人，就会不断摄入那些营养素含量很低的食物，于是越来越胖。

如果一袋薯片吃到最后一片依然觉得美味无比，那也算不错，但是我想应该很多人都深有体会，当我们把一袋薯片吃到一半时，味觉上已经满足了，但由于心理惯性，我们仍会把剩下的半袋全部吃光。

那些在看电视、打游戏或者工作的时候想要吃东西的人，都是由于心理惯性才会吃东西，未必真的很喜欢某种食物。

如果你真的喜欢吃东西，为了在保持健康的情况下享受美味，最好制订一个适合自己的饮食计划。

减肥需要做减法

本书关于减肥的种种方法，都是我结合自己的工作经历总结出来的经验之谈。

在少有人吃不饱的现代社会，减肥成了人们关心的话题，但很少有人真正了解这个词的含义。

节食（Diet）来源于希腊语"Diaita"，意思是"生活样式"和"生活方法"，本来的意思是"为了追求健康的体形而进行的饮食疗法和饮食"。所以，如果是太过消瘦的人，就需要通过增加食量来增重，从而达到正常的体重，这也是一种"Diet"。

但是由于发达国家往往都用这个词来描述超重人群的减重行为，所以"Diet"给人一种"通过限制饮食来减轻重量"的印象，在日本，"Diet"被更极端地解释为"减肥"。

实际上，"Diet"指的就是饮食疗法，不包括运动。"Diet"并不是单纯地限制饮食，而是要改善饮食习惯（饮食疗法），所以更准确地说，想要"Diet"，10 分靠饮食。

那么，那种"只吃××就能减肥"的做法就是饮食疗法吗？这是个问题。

现代社会，我们最大的问题就是缺乏足够的判断能力，比如不问信息真假，只要在电视或者杂志上看到宣传某种食物好的报道，就会把这种食物抢购一空……这种情况每年都会出现。

我认为这种缺乏健康常识的情况是相当危险的。

您知道"literacy"这个词是什么意思吗？Literacy 原本指人们正确阅读和书写文字的能力，被引申为准确理解、解释、分析、记述以及表达的能力。也就是说，我们可以简单地把它概括为"认知能力"。

我们能够通过互联网、电视、报纸、杂志以及广告等媒体轻而易举地获取各种信息，而其中的绝大多数信息，都是为了让信息的提供者盈利。

如果我们是通过电视节目获取信息，就应该在弄清楚该节目的赞助商是谁之后，再对信息进行判断；如果是通过互联网获取信息，就要调查一下信息的根据和出处，因为网络信息经常出现虚假内容和谣言。

如果这些信息里时常有"应该是……""可以这样认为……"之类的说法，那么这些观点并非定论，所以不一定是正确的。

本书也是一样，包括营养学在内的科学发展日新月异，很多问题都尚无定论。我向大家传达的也只是我通过学习得来的理论知识和信息，以及我在指导健身会员的日常工作中的所感、所悟，其中也许有不正确的地方。

肉食和素食究竟孰优孰劣，天然食物和有机食物究竟哪个更好，这些问题都没有标准答案。只能说，不同的人有各自适合的方法，在人种、体质各异的情况下，采用同一种方法也会产生不同的结果，其中还有很多不明了的地方。

因此，我们不能一发现新的减肥方法和减肥食品就迫不及待地去尝试，而应该先着眼于自己的日常生活，戒掉不良的生活习惯。

这就是所谓的"做减法"。

我在健身中心做普拉提教练的时候，也会为女性会员提供精神和饮食两方面的减肥指导。我的学员里，有很多人的身材不输女演员和模特。在指导她们的时候，我发现大多数拥有好身材的会员，都是因为善于做减法才获得了最佳的减肥效果。

按照本书的方法来安排自己的生活，不仅您的体重会逐渐减轻，也会让身体越来越健康，精神状态越来越稳定。这些都是经过很多人实践验证了的。

如果您能够坚持真正有益于身体的饮食习惯，就能获得最佳的身心状态。

我希望各位读者都能以阅读本书为契机，从改变饮食习惯入手，让自己变得更加美好，这将是我最大的荣幸。

最后，向在本书写作过程中，为我提供了全方位帮助的宫崎绫子、石桥和佳，以及为我提供菜谱的妻子，致以最诚挚的感谢。

森拓郎

附录

重启身体！值得推荐的菜单

用日本传统食材重启身体的一周菜单

星期	早餐	午餐	点心	晚餐
周一	水果	糙米饭、滑子菇、纳豆、味噌汤、炖干萝卜	坚果（无油、无盐）	糙米饭、炖羊栖菜、猪肉汤、纳豆（金针菇）
周二	沙拉（蔬菜）	羊栖菜糙米炒饭、味噌汤（油炸豆腐和洋葱）、芥末拌小松菜（日本油菜）	黑巧克力	糙米饭、麻婆豆腐（清淡）、芝麻拌小松菜（日本油菜）、裙带菜汤
周三	羊栖菜饭团	鳄梨番茄生拌牛肉饭、味噌汤（萝卜）、胡萝卜和洋葱拌芝麻酱	地瓜干	糙米饭、炖南瓜、鸡胸肉治部煮、味噌汤（裙带菜）
周四	水果	糙米饭、土豆炖牛肉、芝麻拌菠菜、味噌汤（裙带菜）	坚果（无油、无盐）	菠菜豆子咖喱、番茄沙拉
周五	沙拉（蔬菜）	照烧鸡肉炸豆腐盖浇饭、金平牛蒡、味噌汤（菠菜）	地瓜干	糙米饭、豆腐汉堡包（萝卜泥柚子醋）、味噌汤（裙带菜、油炸豆腐）、甜辣洋葱炒樱花虾
周六	糙米饭团	豆芽山药盖浇饭、凉拌卷心菜	黑巧克力	糙米饭、番茄炖鸡肉、土豆沙拉、味噌汤（豆腐、金针菇）
周日	水果	日式浇汁蛋包饭、西蓝花沙拉	坚果（无油、无盐）	糙米饭、豆浆、小鱼干炖煮小松菜（日本油菜）金针菇

豆类：味噌、纳豆、豆腐、大豆、小豆、豆腐皮
芝麻等种子类：坚果、核桃、扁桃仁
裙带菜等海藻类：羊栖菜、裙带菜、海蕴、海苔、琼脂
蔬菜类：以绿色蔬菜为主
鱼类：小型鱼类、青鱼
菌菇类：香菇、木耳、金针菇
芋类：芋头、甘薯、山药

　　习惯了现代饮食生活的我们，经常摄取没有营养的食物，而且往往容易摄入过量的盐分、脂肪，这样很容易使饮食营养失衡。我在第三章中讲过，可以用日本传统食材来纠正这种营养失衡。上述的菜单安排是一种过于理想化的状态，要想每天都遵照执行是非常困难的，但是只要用心坚持糙米＋味噌汤＋副食这样的基本搭配，就能够改善我们的味觉和身体状态。下面我将为您介绍一些简便、易操作的基本菜谱。

基本米饭

糙米饭（电饭锅版）

材料（2人份）

糙米……1杯（约150克）

水……糙米的1.5～1.8倍（根据个人喜好调节）

海盐……一小撮（根据个人口味调节）

❶ 首先用大量清水反复淘洗糙米，去掉浮在水面上的谷壳。反复清洗2～3次，直到淘米水变清。

❷ 沥干水分，将糙米倒入电饭锅内，放入适量水（如果需要，还可加少许海盐），按下开关。

❸ 饭煮好后，用饭勺从锅底部将米饭铲松软。

☆ 糙米在夏天要浸泡6小时，冬天最好浸泡12小时以上再煮饭。

☆ 如果没有煮糙米模式的电饭锅，也可以提前浸泡7~9小时，能煮出松软的糙米饭。

☆ 糙米比白米更容易残留农药，所以要选择无农药残留的糙米。

基本
汤品

味噌汤 （煮小鱼干）

材料（2人份）

小鱼干……2～3条

水……3碗

❶ 不习惯小鱼干腥味的人，可以将鱼头和内脏去掉，这样就能够
有效去除鱼腥味和苦味。

❷ 将小鱼干和适量水一起放入锅中，开火炖煮。

❸ 小鱼干可以在味噌溶于汤之前捞出，也可以与汤同煮，直接
食用。

☆ 在锅中放入水和小鱼干，置于冰箱中冷藏半天以上，
就能得到高汤。此时不必长时间熬煮，可直接制作味
噌汤。

☆ 高汤的浓淡可以用小鱼干的量来调节。

☆ 如果觉得用小鱼干煮汤很麻烦的话，可以直接用小鱼
干粉熬煮，更为简便。

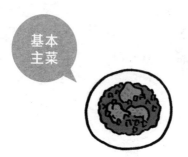

番茄炖鸡肉

∙∙∙

材料（2 人份）

鸡胸肉……1 块

【鸡肉腌制调味品】

盐……1/2 小勺

酒……1 大勺

土豆淀粉……1 大勺

砂糖、酱油、甜料酒、醋……各 1 大勺

番茄罐头……1/2 罐或者 1 小罐

❶ 鸡胸肉去皮，切片，放入碗中。

❷ 在鸡肉中加入盐和酒后搅拌均匀，再加入淀粉拌匀。

❸ 在炒锅中放入调味料和番茄罐头一起煮。

❹ 煮沸后加入鸡肉炖煮 5 ～ 10 分钟，直到煮熟。

☆ 加入洋葱丝味道更佳。

☆ 因为这道菜没有油，所以很健康，经过处理后的鸡胸肉口感紧实有弹性。

基本配菜

小鱼干炖煮小松菜（日本油菜）、金针菇

材料（2 人份）

小松菜（日本油菜）……1 把

金针菇……1 小袋

小鱼干……2 ～ 3 条

酱油……1 小勺

甜料酒……1 小勺

水……100 毫升

❶ 将小松菜（日本油菜）洗净，切成 3 厘米左右的小段。

❷ 金针菇去根洗净，切开根部拆散。

❸ 在炒锅中放入小鱼干、水，开火炖煮。

❹ 水开后放入小松菜（日本油菜）和金针菇，加盖炖煮。

❺ 所有菜品煮软后加入酱油和甜料酒调味。

☆ 没有金针菇的话，也可以放油炸豆腐、小鱼干、樱花虾等调味，味道同样鲜美。

基本
配菜

胡萝卜洋葱芝麻味噌

材料（2 人份）

胡萝卜……1 根

洋葱……1/4 ~ 1/2 个

橄榄油……1 勺

味噌……1 小勺

醋……1 小勺

炒芝麻……根据个人喜好添加

❶ 将胡萝卜斜切成薄片。

❷ 将洋葱纵向切为两半，切丝。

❸ 在锅中放入胡萝卜和洋葱，加入 1 勺橄榄油，将味噌放在最
   上面。

❹ 盖上锅盖小火慢煮。注意不要煳锅，时不时用锅铲搅拌一下。

❺ 将胡萝卜丝炒软，与洋葱充分拌匀后，放入醋。

❻ 收汁后关火，根据喜好放入适量炒芝麻。

基本配菜

金平牛蒡

材料（2人份）

牛蒡……1根

芝麻油……1大勺

酱油……1大勺

甜料酒……1大勺

炒芝麻……根据个人喜好添加

❶ 将牛蒡切成细丝，放入水中浸泡。

❷ 在炒锅中放入芝麻油，然后放入牛蒡丝炒至柔软。

❸ 加入酱油和甜料酒调味，最后加入炒芝麻翻炒均匀。

☆ 加入胡萝卜丝、小鱼干一起炒，味道更鲜美。

30天

饮食瘦身打卡手册

做好饮食管理，轻松减重不反弹

只要运动就能瘦，这个想法大错特错。

减肥的核心问题是改善不良的饮食习惯。

DAY 01

日期：　　　　　体重：　　　　　体脂肪率 (BMI)：

食 物	早 餐	午 餐	晚 餐
全谷物			
豆类			
蛋类			
乳制品			
蔬菜类			
菌藻类			
鱼类海鲜			
猪、马、牛、羊瘦肉			
禽肉			
水果、坚果			
油类			

今天的运动：

加餐	时 间	食 物	卡路里
零食			
饮料			
酒类			

胖是因为吃得太多，单靠运动是瘦不下来的。

DAY 02

日期：	体重：	体脂肪率 (BMI)：

食物	早餐	午餐	晚餐
全谷物			
豆类			
蛋类			
乳制品			
蔬菜类			
菌藻类			
鱼类海鲜			
猪、马、牛、羊瘦肉			
禽肉			
水果、坚果			
油类			

今天的运动：

加餐	时间	食物	卡路里
零食			
饮料			
酒类			

对待食物的态度决定了我们减肥的效果。

不改变不良的饮食习惯，即使瘦下来，也会疯狂反弹。

DAY 03

日期：　　　　　　体重：　　　　　　体脂肪率 (BMI)：

食 物	早 餐	午 餐	晚 餐
全谷物			
豆类			
蛋类			
乳制品			
蔬菜类			
菌藻类			
鱼类海鲜			
猪、马、牛、羊瘦肉			
禽肉			
水果、坚果			
油类			

今天的运动：

加餐	时 间	食 物	卡路里
零食			
饮料			
酒类			

拼命运动却瘦不下来的原因，就在每一次的小小放纵里。

DAY 04

日期：	体重：	体脂肪率 (BMI)：

食物	早餐	午餐	晚餐
全谷物			
豆类			
蛋类			
乳制品			
蔬菜类			
菌藻类			
鱼类海鲜			
猪、马、牛、羊瘦肉			
禽肉			
水果、坚果			
油类			

今天的运动：

加餐	时间	食物	卡路里
零食			
饮料			
酒类			

真正的减肥并没有那么痛苦，最重要的不是限制饮食，而是逐渐改善饮食习惯。

DAY 05

日期：	体重：	体脂肪率 (BMI)：

食 物	早 餐	午 餐	晚 餐
全谷物			
豆类			
蛋类			
乳制品			
蔬菜类			
菌藻类			
鱼类海鲜			
猪、马、牛、羊瘦肉			
禽肉			
水果、坚果			
油类			

今天的运动：

加餐	时 间	食 物	卡路里
零食			
饮料			
酒类			

通过控制饮食来减少热量摄入，
在时间、体力和经济上都是最佳选择。

DAY 06

日期：	体重：	体脂肪率 (BMI)：

食　物	早　餐	午　餐	晚　餐
全谷物			
豆类			
蛋类			
乳制品			
蔬菜类			
菌藻类			
鱼类海鲜			
猪、马、牛、羊瘦肉			
禽肉			
水果、坚果			
油类			

今天的运动：

加餐	时　间	食　物	卡路里
零食			
饮料			
酒类			

加工食品让人变胖又变老，要警惕"无添加""低盐"等广告词。

DAY 07

日期：　　　　　体重：　　　　　体脂肪率 (BMI)：

食物	早餐	午餐	晚餐
全谷物			
豆类			
蛋类			
乳制品			
蔬菜类			
菌藻类			
鱼类海鲜			
猪、马、牛、羊瘦肉			
禽肉			
水果、坚果			
油类			

今天的运动：

加餐	时间	食物	卡路里
零食			
饮料			
酒类			

无法坚持3个月的减肥方法会快速反弹。

DAY 08

日期:		体重:		体脂肪率 (BMI):	

食 物	早 餐	午 餐	晚 餐
全谷物			
豆类			
蛋类			
乳制品			
蔬菜类			
菌藻类			
鱼类海鲜			
猪、马、牛、羊瘦肉			
禽肉			
水果、坚果			
油类			

今天的运动:

加餐	时 间	食 物	卡路里
零食			
饮料			
酒类			

想减肥的人，首先要注意的就是控制米饭、面食、酒类、果汁和水果的摄入量。

DAY 09

| 日期： | | 体重： | | 体脂肪率 (BMI)： |

食 物	早 餐	午 餐	晚 餐
全谷物			
豆类			
蛋类			
乳制品			
蔬菜类			
菌藻类			
鱼类海鲜			
猪、马、牛、羊瘦肉			
禽肉			
水果、坚果			
油类			

今天的运动：

加餐	时 间	食 物	卡路里
零食			
饮料			
酒类			

切记，糖化 = 细胞老化。垃圾食品中过量的糖分加速人体衰老。

DAY 10

日期:		体重:		体脂肪率 (BMI):

食 物	早 餐	午 餐	晚 餐
全谷物			
豆类			
蛋类			
乳制品			
蔬菜类			
菌藻类			
鱼类海鲜			
猪、马、牛、羊瘦肉			
禽肉			
水果、坚果			
油类			

今天的运动:

加餐	时 间	食 物	卡路里
零食			
饮料			
酒类			

所谓的浓缩蔬果汁其实是一种含有丰富果糖的高糖饮料。

DAY 11

日期:	体重:	体脂肪率 (BMI):

食 物	早 餐	午 餐	晚 餐
全谷物			
豆类			
蛋类			
乳制品			
蔬菜类			
菌藻类			
鱼类海鲜			
猪、马、牛、羊瘦肉			
禽肉			
水果、坚果			
油类			

今天的运动:

加餐	时 间	食 物	卡路里
零食			
饮料			
酒类			

肥胖的根源是小麦，而不是碳水化合物。

DAY 12

日期：	体重：	体脂肪率 (BMI)：	

食 物	早 餐	午 餐	晚 餐
全谷物			
豆类			
蛋类			
乳制品			
蔬菜类			
菌藻类			
鱼类海鲜			
猪、马、牛、羊瘦肉			
禽肉			
水果、坚果			
油类			

今天的运动：

加餐	时 间	食 物	卡路里
零食			
饮料			
酒类			

减肥的关键在于充分摄入高N/C值食物，
改善饮食习惯才能真正瘦下来。

DAY 13

日期：　　　　　体重：　　　　　体脂肪率 (BMI)：

食　物	早　餐	午　餐	晚　餐
全谷物			
豆类			
蛋类			
乳制品			
蔬菜类			
菌藻类			
鱼类海鲜			
猪、马、牛、羊瘦肉			
禽肉			
水果、坚果			
油类			

今天的运动：

加餐	时　间	食　物	卡路里
零食			
饮料			
酒类			

减肥中必不可少的一种营养成分是B族维生素，
它们能促进糖分和脂肪的代谢。

DAY 14

日期：	体重：	体脂肪率 (BMI)：

食 物	早 餐	午 餐	晚 餐
全谷物			
豆类			
蛋类			
乳制品			
蔬菜类			
菌藻类			
鱼类海鲜			
猪、马、牛、羊瘦肉			
禽肉			
水果、坚果			
油类			

今天的运动：

加餐	时 间	食 物	卡路里
零食			
饮料			
酒类			

对减肥有效果的绿色蔬菜，

指的是胡萝卜、南瓜、番茄、青椒、菠菜等深色蔬菜。

DAY 15

日期：　　　　　　体重：　　　　　体脂肪率 (BMI)：

食 物	早 餐	午 餐	晚 餐
全谷物			
豆类			
蛋类			
乳制品			
蔬菜类			
菌藻类			
鱼类海鲜			
猪、马、牛、羊瘦肉			
禽肉			
水果、坚果			
油类			

今天的运动：

加餐	时 间	食 物	卡路里
零食			
饮料			
酒类			

裙带菜、海带等海藻类食物和芝麻、核桃等种子类食物也是营养丰富的优质食材。

DAY 16

日期：　　　　　体重：　　　　　体脂肪率 (BMI)：

食 物	早 餐	午 餐	晚 餐
全谷物			
豆类			
蛋类			
乳制品			
蔬菜类			
菌藻类			
鱼类海鲜			
猪、马、牛、羊瘦肉			
禽肉			
水果、坚果			
油类			

今天的运动：

加餐	时 间	食 物	卡路里
零食			
饮料			
酒类			

日式料理中常见的菇类和薯芋类也非常推荐大家食用。

DAY 17

日期:	体重:	体脂肪率 (BMI):

食 物	早 餐	午 餐	晚 餐
全谷物			
豆类			
蛋类			
乳制品			
蔬菜类			
菌藻类			
鱼类海鲜			
猪、马、牛、羊瘦肉			
禽肉			
水果、坚果			
油类			

今天的运动:

加餐	时 间	食 物	卡路里
零食			
饮料			
酒类			

如果把日常摄取蛋白质的量分成10份的话，
建议其中8份从豆类和鱼类中摄取。

DAY 18

日期:	体重:	体脂肪率 (BMI) :

食 物	早 餐	午 餐	晚 餐
全谷物			
豆类			
蛋类			
乳制品			
蔬菜类			
菌藻类			
鱼类海鲜			
猪、马、牛、羊瘦肉			
禽肉			
水果、坚果			
油类			

今天的运动：

加餐	时 间	食 物	卡路里
零食			
饮料			
酒类			

不能轻松坚持下来的运动，反而是让你越来越胖的压力之源。

DAY 19

日期：	体重：	体脂肪率 (BMI)：

食 物	早 餐	午 餐	晚 餐
全谷物			
豆类			
蛋类			
乳制品			
蔬菜类			
菌藻类			
鱼类海鲜			
猪、马、牛、羊瘦肉			
禽肉			
水果、坚果			
油类			

今天的运动：

加餐	时 间	食 物	卡路里
零食			
饮料			
酒类			

想要尽可能提高有氧运动的效率，
就必须选择能够保持正常呼吸节奏的运动。

DAY 20

日期：	体重：	体脂肪率 (BMI)：

食 物	早 餐	午 餐	晚 餐
全谷物			
豆类			
蛋类			
乳制品			
蔬菜类			
菌藻类			
鱼类海鲜			
猪、马、牛、羊瘦肉			
禽肉			
水果、坚果			
油类			

今天的运动：

加餐	时 间	食 物	卡路里
零食			
饮料			
酒类			

要想减肥成功，既要具备正确的减肥知识，
也必须做好坚持减肥的心理准备。

DAY 21

日期：	体重：	体脂肪率 (BMI)：

食　物	早　餐	午　餐	晚　餐
全谷物			
豆类			
蛋类			
乳制品			
蔬菜类			
菌藻类			
鱼类海鲜			
猪、马、牛、羊瘦肉			
禽肉			
水果、坚果			
油类			

今天的运动：

加餐	时　间	食　物	卡路里
零食			
饮料			
酒类			

想美丽与苗条兼得，健康减肥的关键还在于吃天然的食物，摄入充足的营养素。

DAY 22

日期:　　　　　体重:　　　　　体脂肪率 (BMI):

食 物	早 餐	午 餐	晚 餐
全谷物			
豆类			
蛋类			
乳制品			
蔬菜类			
菌藻类			
鱼类海鲜			
猪、马、牛、羊瘦肉			
禽肉			
水果、坚果			
油类			

今天的运动:

加餐	时 间	食 物	卡路里
零食			
饮料			
酒类			

买东西时一定要仔细看食品的成分表。

最危险的是，我们完全不知道自己吃的究竟是什么，却一直在吃。

DAY 23

日期：　　　　　体重：　　　　　体脂肪率 (BMI)：

食 物	早 餐	午 餐	晚 餐
全谷物			
豆类			
蛋类			
乳制品			
蔬菜类			
菌藻类			
鱼类海鲜			
猪、马、牛、羊瘦肉			
禽肉			
水果、坚果			
油类			

今天的运动：

加餐	时 间	食 物	卡路里
零食			
饮料			
酒类			

零卡路里的饮料更容易致胖。

人工甜味剂对人体而言，有6倍的致胖率！

DAY 24

日期：　　　　　体重：　　　　　体脂肪率 (BMI)：

食　物	早　餐	午　餐	晚　餐
全谷物			
豆类			
蛋类			
乳制品			
蔬菜类			
菌藻类			
鱼类海鲜			
猪、马、牛、羊瘦肉			
禽肉			
水果、坚果			
油类			

今天的运动：

加餐	时　间	食　物	卡路里
零食			
饮料			
酒类			

脂肪分为两种类型，一种是不吃为妙的"坏脂肪"，
另一种则是应该积极摄取的"好脂肪"。

DAY 25

日期：	体重：	体脂肪率 (BMI)：

食 物	早 餐	午 餐	晚 餐
全谷物			
豆类			
蛋类			
乳制品			
蔬菜类			
菌藻类			
鱼类海鲜			
猪、马、牛、羊瘦肉			
禽肉			
水果、坚果			
油类			

今天的运动：

加餐	时 间	食 物	卡路里
零食			
饮料			
酒类			

成功减肥的诀窍，在于肠道环境的健康。

DAY 26

日期：	体重：	体脂肪率 (BMI)：

食 物	早 餐	午 餐	晚 餐
全谷物			
豆类			
蛋类			
乳制品			
蔬菜类			
菌藻类			
鱼类海鲜			
猪、马、牛、羊瘦肉			
禽肉			
水果、坚果			
油类			

今天的运动：

加餐	时 间	食 物	卡路里
零食			
饮料			
酒类			

肠道环境之所以会恶化，就是因为吃的食物中不含膳食纤维，或者膳食纤维含量太少。

DAY 27

日期：	体重：	体脂肪率 (BMI)：

食 物	早 餐	午 餐	晚 餐
全谷物			
豆类			
蛋类			
乳制品			
蔬菜类			
菌藻类			
鱼类海鲜			
猪、马、牛、羊瘦肉			
禽肉			
水果、坚果			
油类			

今天的运动：

加餐	时 间	食 物	卡路里
零食			
饮料			
酒类			

在饮食上，我们要多摄入富含水溶性膳食纤维的食物，
比如海藻类、豆类、薯芋类、根茎类、菌菇类食物。

DAY 28

日期：　　　　　体重：　　　　　体脂肪率 (BMI)：

食　物	早　餐	午　餐	晚　餐
全谷物			
豆类			
蛋类			
乳制品			
蔬菜类			
菌藻类			
鱼类海鲜			
猪、马、牛、羊瘦肉			
禽肉			
水果、坚果			
油类			

今天的运动：

加餐	时　间	食　物	卡路里
零食			
饮料			
酒类			

断食不仅是为了减肥，更是为了给身体排毒。

DAY 29

日期：　　　　　　体重：　　　　　　体脂肪率 (BMI)：

食　物	早　餐	午　餐	晚　餐
全谷物			
豆类			
蛋类			
乳制品			
蔬菜类			
菌藻类			
鱼类海鲜			
猪、马、牛、羊瘦肉			
禽肉			
水果、坚果			
油类			

今天的运动：

加餐	时　间	食　物	卡路里
零食			
饮料			
酒类			

断食能够改善我们平时饿了就要吃东西的习惯。

DAY 30

日期：　　　　　体重：　　　　　体脂肪率 (BMI)：

食 物	早 餐	午 餐	晚 餐
全谷物			
豆类			
蛋类			
乳制品			
蔬菜类			
菌藻类			
鱼类海鲜			
猪、马、牛、羊瘦肉			
禽肉			
水果、坚果			
油类			

今天的运动：

加餐	时 间	食 物	卡路里
零食			
饮料			
酒类			

30 天后，来看看你的改变吧！

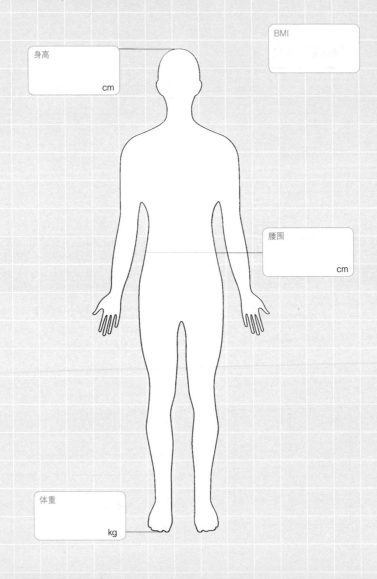

身高

cm

BMI

腰围

cm

体重

kg